AF325279

# RECHERCHES

## *CRITIQUES*

### SUR

## *LA CHIRURGIE*

### MODERNE,

*Avec des Lettres à M. LOUIS, Docteur en Droit, Professeur, Docteur en Chirurgie, Chirurgien consultant des Armées du Roi, Secretaire perpétuel de l'Académie royale de Chirurgie, &c.*

Par M. VALENTIN, *du College Royal de Chirurgie de Paris.*

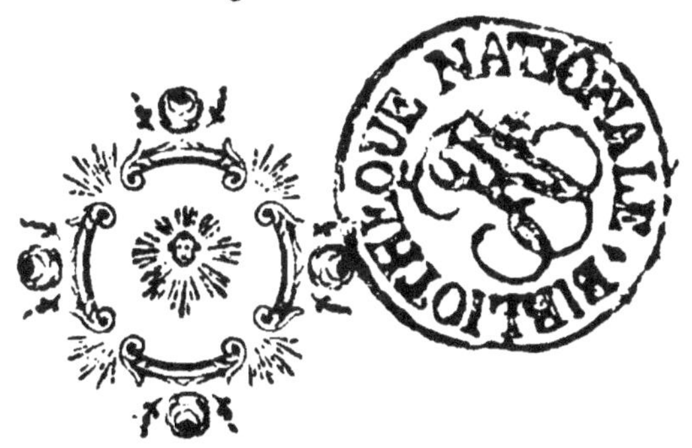

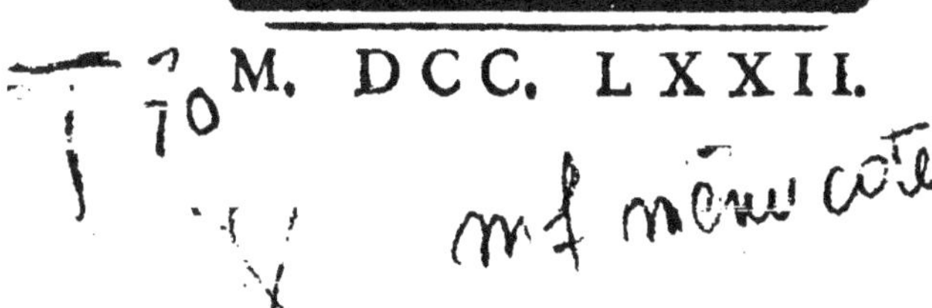


### A AMSTERDAM.

### M. DCC. LXXII.

# TABLE.


*A*VERTISSEMENT. Page 1

*Des plaies de poitrine avec épanch.* 25

*Inconvéniens des méthodes reçues.* 40

*Avantages de la contr'ouverture dans les plaies de poitrine avec épanchement.* 57

*Des signes des épanchemens de sang à la suite des plaies de poitrine.* 60

*Dissertation sur l'amputation des grandes extrêmités, où, après avoir examiné les différentes méthodes proposées, on indique celle qui est la plus sûre pour éviter la saillie de l'os.* 81

*De l'amputation en deux tems.* 89

*L'amputation à lambeaux.* 92

*Causes de la saillie de l'os, selon M. Louis.* 98

*Méthode d'amputer, décrite dans le premier Mémoire de M. Louis.* 106

*Nouvelle méthode d'amputer les grandes extrêmités.* 135

*Premier principe de la réunion des plaies réduit à la situation.* 145

*Il n'y a point de rétraction secondaire dans les fibres motrices qui ont été coupées.* 151

*Les bandages proposés par M. Louis pour gêner l'action des fibres motrices, ne peuvent point produire cet effet.* 155

# TABLE.


*Le vrai principe de la réunion se trouve dans les propositions contradictoires de celles que M. Louis a établies.* 161

*La situation seule suffit pour procurer la réunion des fractures transversales de la rotule.* 173

*De la luxation de la rotule.* · 186

*Du bec-de-lievre.* 200

*Description de l'agraffe proposée pour la réunion du bec-de-lievre.* 212

Premiere Lettre. *A M. Louis.* 219

Deuxieme Lettre. *Le principe de M. Louis, sur la réunion des plaies, n'est qu'une mauvaise paraphrase.* 224

Troisieme Lettre. *M. Louis ne raisonne pas toujours conséquemment.* 234

Quatrieme Lettre. *M. Louis fait falsifier les textes.* 249

Cinquieme Lettre. *On peut soupçonner M. Louis de ne pas entendre les auteurs latins.* 257

Sixieme Lettre. *Nouvelle preuve de ce que j'ai avancé dans la lettre préc.* 270

Septieme Lettre. *M. Louis n'auroit-il point oublié les premiers principes de l'art ?* 279

Huitieme Lettre. *M. Louis fait tronquer les textes.* 291

Neuv. Lettre. *Les ouvrages de M. Louis ne sont point approuvés par l'acad.* 302

# AVERTISSEMENT.

L'ouvrage que je donne au public n'eſt pas un traité complet de chirurgie, il s'en faut beaucoup; c'eſt un ſimple recueil de quelques remarques que l'expérience & la réflexion m'ont fait faire ſur pluſieurs opérations très-importantes: peut-être cependant contiendra-t-il plus de choſes vraiment utiles, que bien des volumes annoncés avec des titres faſtueux.

Ce ſont des erreurs que j'attaque, & des erreurs accréditées par de grands noms, par l'adoption preſque univerſelle des praticiens : l'autorité & la routine peuvent en impoſer en toute autre matiere; mais il ſeroit affreux qu'on s'en laiſſât aveugler dans

A

l'art de guérir. Quand on penſe que la moindre mépriſe y peut coûter la vie à des milliers d'hommes, que plus la mépriſe eſt ancienne, plus elle ſera meurtriere, & qu'un ſyſtême reſpecté peut devenir plus funeſte qu'une épidémie, s'il eſt défectueux; comment un chirurgien oſe-t-il s'en rapporter à l'uſage? L'expérience doit être ſon premier maître; s'il lui eſt permis de prendre d'autres leçons, ce ne doit être que dans la vue de parvenir plus tôt à ſe rendre digne de conſulter & d'entendre cet inſtituteur infaillible, qui n'abuſe ſes diſciples que quand ils apportent à ſon école des ſens gâtés, & qui ne les trompe que quand des préjugés fâcheux leur font dénaturer le ſens de ſes préceptes.

C'eſt donc ce guide ſûr que j'ai ſuivi, c'eſt à lui que je dois la découverte des routes que j'ai ofé tracer dans cet ouvrage pour le traitement des plaies de poitrine avec épanchement, pour les amputations, pour le panfement des plaies en général, & pour procurer la plus prompte réunion des parties divifées. Sur tous ces objets, je propofe des idées encore plus méconnues que nouvelles, & des méthodes de la bonté defquelles peut-être il n'y a aucun chirurgien qui n'ait eu des preuves d'avance, quoiqu'elles aient toujours été négligées.

A l'égard des plaes de poitrine avec épanchement, c'eft une chofe bien inconcevable, que tant d'hommes célebres, tant de praticiens inftruits, tant d'auteurs refpectables qui en ont parlé, n'aient jamais fenti quel étrange obftacle devoient apporter à la guérifon prefque tous les moyens indiqués ou employés par eux pour l'accélérer ; leur but à tous est d'arrêter l'hémorrhagie; & de tous leurs procédés, il n'y en a presque pas un qui ne tende à la renouveller. Ces sortes d'accidens sont très-communs dans les armées. Combien de blessés ont donc été nécessairement victimes des préceptes reçus ! Combien de fois la nature a-t-elle été troublée dans les efforts qu'elle multiplioit pour faciliter ses succès ! Et combien d'infortunés ont trouvé la mort dans les secours qui sembloient devoir les en garantir ! J'ose me flatter que les chirurgiens qui se trouveront dans le cas de panser de ces sortes de plaies, s'ils sont de bonne foi, sentiront sans peine la nécessité de la réforme que je prêche aujourd'hui. Les principes que je vais développer sont posés & constans, il ne s'agit que d'en faire l'application.

Quant à l'amputation, je ne suis du nombre ni des partifans outrés qui ne favent guérir qu'en mutilant, ni des cenfeurs pufilla-nimes que la vue du fer effraie, & qui aiment mieux rifquer de facri-fier le corps entier qu'un feul membre. Je crois que, fur cet ar-ticle comme fur tous les autres, le vrai ne fe trouve guere que dans un jufte milieu, & que, pour fe conduire fagement, il faut éviter les excès. Sans doute un chirur-gien ne doit pas être fans ceffe armé du biftouri & de la fcie ; def-tiné par état à la fonction hono-rable, mais pénible, de conferver, il feroit trifte qu'il préférât l'em-ploi facile & funefte de détruire. Cependant il y a des cas où la pi-tié même doit forcer la main à fe faifir de ces inftrumens cruels. Ce qui diftingue le maître habile de l'éleve inexpérimenté, & le fauveur de l'affaffin, c'eft le choix du moment, c'eft la fûreté du coup - d'œil qui démêle fur le champ l'occafion où l'indulgence eft fans danger, & celle où la rigueur eft falutaire.

Ce qui a le plus fourni de matiere aux reproches des adverfaires abfolus de l'amputation, ce font fur-tout les inconvéniens qui en réfultent ; & parmi ces inconvéniens, un des plus fâcheux, celui même auquel il a jufqu'ici été le moins poffible de parer, c'eft la faillie de l'os ; les plus grands génies en ont fait l'objet de leurs recherches & de leur fpéculation. C'eft à leurs efforts que font dues l'amputation en deux tems, l'amputation à lambeaux, & toutes les réformes fucceffivement propofées, foit pour rendre l'opération plus fûre, foit pour en rendre les fuites moins fâcheufes : malheureusement ces tentatives n'ont point produit l'effet qu'on avoit paru en attendre. L'amputation à lambeaux prévient à la vérité la dénudation de l'os ; mais cet avantage est compensé par tant d'inconvéniens, qu'il n'y a point de chirurgien éclairé qui ne doive la rejetter.

L'amputation en deux tems, quoique moins funeste en général, ne mérite pas plus la confiance d'un maître instruit ; & de tous les supplémens qu'on leur a donnés, il n'y en a pas un qui soit plus capable de le satisfaire.

L'imperfection de ces différentes méthodes est sans doute ce qui a motivé les travaux d'un de nos contemporains à ce sujet. Il n'a pas manqué de blâmer les procédés usités : il a annoncé, avec emphase, une nouvelle méthode d'amputer, dont il s'est cru l'auteur ; éclairé un peu tard par l'expérience qu'il auroit fallu consulter avant que de s'ériger en maître, convaincu lui-même de l'insuffisance de ses regles, il a tâché de suppléer aux procédés opératoires par des machines, & de justifier sa prétendue invention par des chimeres : il a supposé une rétraction secondaire des muscles, qu'il falloit combattre ; il a imaginé, pour cet effet, des bandages circulaires, assez serrés pour ramener ces muscles & la peau sur l'extrémité de l'os, sans songer que la violence de la compression devoit donner lieu à des accidens fort graves, sans que d'ailleurs on pût en retirer le plus léger avantage.

Cette doctrine ainsi réparée, a été comblée des plus grands éloges par son auteur ; il n'a pas balancé à dire qu'elle étoit la plus

parfaite de toutes celles qui ont
été publiées fur cet important fujet, & que les plus grands maîtres l'avoient adoptée. Les éloges
ne font rien, les fuccès font tout ;
& il faut avouer que fi on jugeoit
du mérite de l'amputation par
ceux des correctifs que préfente
la méthode dont je viens de parler, l'averfion des efprits opiniâtres, qui la banniffent fans ex-
ception de la chirurgie, feroit
bien juftifiée. On feroit excufable
de pofer pour principe fondamental, de laiffer périr les bleffés plutôt que de les opérer à la maniere
de M. Louis.

C'eft pour fauver à l'art cette
reffource utile, que j'ai entrepris,
d'une part, de relever les méprifes de ce fyftême, & de l'autre,
de propofer un nouveau procédé
fuivant lequel la faillie de l'os ne
pût plus avoir lieu. Dans une opé-

ration méchanique, j'ai cru pouvoir appeller la géométrie à mon fecours ; c'eſt d'après un de ſes plus ſûrs axiomes que j'établis le mien, qui d'ailleurs eſt conforme aux vrais principes de la réunion des plaies ; je dis aux vrais principes, car il y en a de faux, & qui, à la honte de l'art, ou, pour mieux dire, de ceux qui l'exercent, ne ſont pas encore ſans partiſans.

Un peu d'attention auroit ſuffi aux premiers obſervateurs qui ſongerent à remédier aux ſolutions de continuité opérées dans les parties molles par des inſtrumens tranchans, pour ſe convaincre qu'il falloit aider la nature & non pas la forcer, & qu'il étoit ridicule de s'expoſer à déchirer les parties pour les maintenir dans une ſituation qui pût en faciliter la réunion. Malheureuſement, en toutes fortes de fciences, les vues les plus fimples, les plus naturelles, font toujours les dernieres qui fe préfentent aux hommes, & celles qu'ils adoptent avec plus de peine. Au lieu donc d'avoir égard à l'action même des parties qui occafionnoient l'écartement de celles qui étoient divifées, c'étoit fur ces dernieres où ils croyoient devoir appliquer les différens moyens de réunion ; c'eft ainfi qu'ils employoient les fils & les aiguilles. La doctrine des futures s'eft enfin foutenue depuis Hypocrate jufqu'à nos jours, cette erreur a même été confidérée comme un axiome irréfragable , dont il n'étoit pas poffible de douter.

Il eft vrai que Paracelfe, au quatorzieme fiecle, eut affez d'intelligence pour en découvrir le faux, & de courage pour l'attaquer; il reproche durement aux praticiens de fon tems d'employer, pour guérir, un moyen auffi douloureux qu'inutile, un moyen qui occafionnoit plus d'accidens que le mal même. L'obfervation journaliere auroit dû, ce femble, ouvrir les yeux de tous ceux à qui s'adreffoient les remontrances de cet auteur. Mais, d'un côté, la réputation de Paracelfe, qui paffoit pour un écrivain plus hardi qu'éclairé, & à qui il étoit fouvent arrivé d'attaquer des doctrines folidement établies ; le défaut d'un développement fuffifant dans l'expofé de fon opinion ; d'un autre côté, la force de l'habitude, rendirent fes efforts infructueux. Il avoit eu affez de fagacité pour demêler le danger des futures ; mais, en déclamant contre les inconvéniens qui en réfultoient, il ne parvint pas à faire

voir qu'ils étoient l'effet néceffaire & indifpenfable de la méthode. L'on regarda donc ces
exemples comme des cas particuliers qui ne concluoient point
contre le principe général. Malgré la folidité de fa critique, l'art
de coudre n'en continua pas
moins à faire partie de la chirurgie, & les futures fe font foute-
nues avec un trifte fuccès au milieu des progrès qu'a faits d'ailleurs cette fcience.

Enfin, de nos jours, l'abus en
a été démontré dans un mémoire
exprès ; M. Pibrac a fait voir
combien il importoit au falut des
hommes de les bannir à jamais
d'un traitement conduit par la
réflexion ; joignant l'expérience
au raifonnement, il a cité une
multitude de cas où, pour parvenir à la guérifon, il avoit fallu
débarraffer les plaies de ces en-

traves fanglantes, qui ne faifoient que les irriter, puifqu'alors même de fimples bandages avoient fuffi pour contenir les parties & en opérer le rapprochement. Il eft clair que fi, dès le premier inftant, on s'étoit contenté d'employer ce procédé facile, il n'auroit pas été moins efficace, on auroit donc abrégé les panfemens & les douleurs. Telle a été la jufte conféquence qu'a tirée M. Pibrac de fes obfervations, & elle eft fi frappante qu'elle a produit fon effet : c'eft à la publicité de cet ouvrage qu'on peut fixer l'époque du délaiffement prefque général des futures.

Au milieu du difcrédit univerfel & fi bien mérité d'une erreur funefte, on n'auroit pas dû s'attendre à voir un moderne s'efforcer de revivifier, pour ainfi dire, le principe qui l'avoit motivée, & travailler à relever de nos jours la fauſſe ſuppoſition qui avoit ſéduit, parmi les anciens, ceux même qui étoient capables de réfléchir. Ils étoient perſuadés que les muſcles coupés, après le premier inſtant d'écartement, conſervoient encore une tendance à s'écarter davantage, une eſpece de mouvement rétroactif, contraire à la réunion des levres de la plaie : c'étoit pour le vaincre qu'ils employoient le fil & les aiguilles. Ce préjugé eſt directement contraire à l'expérience : elle établit ſenſiblement que toute fibre d'un muſcle coupée ſe réduit, à l'inſtant de la diviſion, à la juſte longueur dont elle eſt ſuſceptible, comme une corde tendue qui éprouve les mêmes accidens ; qu'il n'y a plus à craindre d'écartement poſtérieur, s'il n'eſt occaſionné par une cauſe étran-

gere, & que la prétendue force
de rétraction est une chimere absolument illusoire. C'est pourtant
sur cette chimere que M. Louis
a jugé à propos de nous donner
le premier principe de la réunion
des plaies, dans son mémoire sur
le bec-de-lievre : quelque adresse
qu'ait employée cet auteur pour
donner à sa doctrine une apparence de fraîcheur & de nouveauté, quelque hauteur même
qu'il ait mise dans les reproches
qu'il a affecté de faire aux anciens,
apparemment afin d'éloigner toute idée de ressemblance, il est
évident que leur théorie & la
sienne ne different que par les
mots ; il est clair qu'en blâmant
leur méprise, il n'a fait que se
l'approprier, & même l'aggraver.
Les prétendues réformes qu'il
semble y avoir faites, ne l'ont conduit qu'à une méthode plus dan-

gereufe encore que toutes celles
qui ont été propofées jufqu'à ce
jour. J'ai donc cru rendre fervice
aux gens de l'art que fa réputation auroit pu induire en erreur
& empêcher de pefer fes raifonnemens, en leur préfentant les notions folides dont il ne leur eft
pas permis de s'écarter en cette
matiere, fous la peine la plus ri-
goureufe à laquelle un chirurgien puiffe être foumis, celle de
ne répondre que très-imparfaite-
ment à la confiance des malades,
& fouvent même de la tromper.

La doctrine que j'établis ne fe
borne point aux feules plaies;
elle fournit des vues nouvelles
fur le traitement des fractures, &
plus fpécialement fur celui de la
rotule; la difficulté qu'on éprouve
à contenir dans un contact immédiat les parties divifées, a forcé
les gens de l'art de recourir à une

infinité d'inventions : l'on a imaginé des bandages sans nombre, tous inutiles, & presque sujets au défaut ordinaire du bandage, qui nuit par la compression plus qu'il ne peut servir pour le rapprochement. J'en fais voir ici le danger, & j'ose en proposer un que je crois infiniment plus avantageux ; c'est presque le même qu'a donné M. Petit pour la réunion du tendon d'Achilles ; tous deux n'ont d'autre propriété que de maintenir la jambe dans la situation convenable, pour que les parties se touchent immédiatement, sans que les muscles qui recouvrent la rotule de leurs aponévroses, soient exposés au tiraillement & à la compression qu'ils éprouvent dans la méthode ordinaire. On me répondra, je le sais bien, sur le simple exposé, que je n'enseigne rien de nouveau; que les avanta-

ges de la situation, en pareil cas,
sont connus, mais que ce moyen
est insuffisant, puisque souvent,
après l'avoir employé & soutenu
par beaucoup d'autres, le praticien le plus industrieux échoue.
Je n'en disconviens pas; mais aussi
j'espere qu'après m'avoir lu on
conviendra que le vrai principe
de la situation a été jusqu'ici trop
inconnu ou trop négligé; ce se-
cret si simple une fois découvert
& établi, ces difficultés qu'on
éprouve à maintenir les parties
divisées dans le contact immédiat,
disparoîtront; on pourra sans
peine apprécier les différens bandages, suivant qu'ils seront plus
ou moins conformes aux regles
incontestables que j'ose me flatter de poser: c'est d'après elles
que j'ai condamné celui qu'a in-
venté M. Louis pour la réunion
du bec-de-lievre. Je sais qu'il n'a

pas toujours produit de mauvais effets, mais aussi il n'en a pas toujours produit de bons. Si l'on ne trouvoit rien de mieux, peut-être faudroit-il encore préférer la suture entortillée, toute défectueuse qu'elle est. Elle a, il est vrai, la complication dont ce bandage est exempt ; mais au moins elle a la solidité que ce bandage n'a point. J'ai cru rencontrer les avantages de ces deux manieres de contenir les deux portions de la levre divisée, sans leur défaut, dans une agraffe que j'ai imaginée & mise sous les yeux de l'académie. M. Louis l'a honorée d'une critique très-vive; je suis persuadé qu'il ne s'y est porté que par zele pour la perfection de l'art; sans quoi ses reproches seroient bien suspects, puisque la dégradation de mon agraffe étoit le triomphe de son bandage. Au reſte, c'eſt aux gens de l'art à prononcer; ainſi j'imprime ſimplement mon mémoire ſur le bec-de-lievre, où cet inſtrument eſt décrit; je ne tairai point les plus fortes objections que M. Louis m'a faites, & je terminerai par une réponſe en forme de lettre, que j'ai cru devoir aux difficultés qu'il m'a propoſées.

Tel eſt le plan de mon ouvrage; il conſiſte, comme on le devine aiſément d'après le court expoſé, ſur-tout en critique. Si j'étois bien jaloux de la réputation, j'aurois plutôt préféré de donner des éloges : il n'y a rien de tel, pour ſe faire des partiſans, que d'être celui de tout le monde. Les auteurs loués s'acquittent avec la monnoie qu'on leur prodigue, & le panégyriſte adroit ne tarde pas à avoir des prôneurs, espece de secours sans lequel il est bien difficile de parvenir à la célébrité.

Je n'ignore pas l'utilité de ces échanges, qui n'en imposent à aucune des parties contractantes, & dont le public seul est la dupe ; mais j'ai déjà observé, en commençant, que si un commerce, ou plutôt une charlatanerie de ce genre, étoit excusable dans la simple littérature, dans les sciences d'agrément, elle devenoit vraiment criminelle, quand il s'agit de la santé & de l'existence des hommes. Sur un pareil sujet, il n'est permis de se piquer ni de politique ni même de complaisance : tel qui me blâmera d'avoir censuré vivement une opinion erronée, dont il aime l'auteur, ne songe pas qu'à chaque instant elle peut lui coûter la vie. J'ai donc mis à part les noms, &

n'ai examiné que les chofes ; ce qui m'a paru mauvais, j'ai dit que je le jugeois mauvais, avec autant de franchife envers l'ou‑vrage, que de ménagement pour la perfonne. Malheur à l'écrivain qui fe plaindroit de cette fincé‑rité !

Je ne fais fi je dois prévenir ici un reproche que je ne puis re‑douter que des gens paffionnés ou inconfidérés ; plufieurs des principes que je difcute, & que je condamne, fe trouvent inférés dans des ouvrages publiés au nom de l'académie royale de chirur‑gie; j'ai l'honneur d'en être mem‑bre: ne m'accufera-t-on pas de lui avoir manqué de refpect? Mais non, cette favante compagnie n'eft jaloufe que du progrès de l'art & de là manifeftation de la vérité ; outre que les erreurs, contre lefquelles je m'éleve, ne lui appartiendroient tout au plus qu'indirectement, outre qu'il est très-permis de penser qu'elles ont été insérées dans ses mémoires sans sa participation, elle est trop supérieure aux petitesses pusilla- nimes qui déterminent quelque- fois des particuliers ; elle aime trop sincérement le bien de l'hu- manité, pour me savoir mauvais gré de travailler à le procurer. Son véritable ennemi seroit celui qui, remarquant dans des ou- vrages adoptés par elle des prin- cipes dangereux, auroit la lâ- cheté de feindre de les approu- ver. Elle n'a point d'autre sys- tême que la vérité, ni d'autre in- térêt que celui de la découvrir. Quiconque la lui montre, même aux dépens des opinions qu'elle semble avoir favorisées, a droit à sa reconnoissance, & lui donne une preuve de son respect.

RECHERCHES

# RECHERCHES
## CRITIQUES
### SUR
## LA CHIRURGIE
### *MODERNE.*

*Des plaies de poitrine avec épanchement.*

DEPUIS long-tems nous regardons comme ridicule l'idée que nos premiers maîtres s'étoient formée des plaies pénétrantes dans la poitrine ; les connoissances que nous avons acquises en physiologie nous mettent à même de sentir combien étoit pusillanime leur crainte sur l'entrée de l'air entre les poumons & la plevre, & sur l'évaporation des esprits animaux,

B

que quelques-uns d'entre eux ont cru possible par ces sortes de plaies : l'expérience nous a appris que l'on peut, sans un grand inconvénient, les tenir ouvertes ; l'on a même cru devoir les placer au rang des plaies simples, lorsqu'elles n'intéressent pas les parties contenues, & que l'instrument n'a point produit d'accident en divisant les parties contenantes.

Ces changemens heureux dans la théorie, auroient dû porter au plus haut degré de perfection la méthode curative des plaies pénétrantes avec épanchement ; il est cependant vrai de dire qu'il existe encore des erreurs tout aussi funestes que celles qu'on a bannies.

La contre-ouverture qui, dans le plus grand nombre des cas, doit être considérée comme le moyen le plus sûr & le plus prompt pour donner issue au sang épanché dans la poitrine, a toujours été regardée comme une opération à laquelle l'on ne doit avoir recours que dans les cas désespérés, & lorsqu'on auroit employé en vain une multitude d'autres moyens tous également dangereux.

Ces préjugés contre l'empiéme ont fans doute pris naiffance dans les ouvrages de plufieurs médecins qui ont publié des traités fur les maladies de poitrine. Si l'on s'étoit donné la peine de pefer les motifs qui les ont déterminés à embraffer une doctrine auffi peu réfléchie, il auroit été facile de fe préferver de leurs erreurs.

Savonarole, médecin célébre du XV$^e$ fiecle, a avancé que, lorfqu'il y avoit épanchement dans la poitrine, l'on ne devoit avoir recours à l'empiéme que lorfque les cas feroient défefpérés; il appuie fon opinion du feul exemple d'un malade à qui on la pratiqua, & qui en mourut. Riverius penfe également que, lorfqu'il y a épanchement, il faut abandonner les moyens que la chirurgie propofe pour n'employer que les reffources de la pharmacie; mais il femble n'avoir adopté cette opinion que pour éviter les reproches, & ne fe point trouver expofé au blâme & à l'opprobre du vulgaire, dans le cas où les fuites de l'opération ne feroient pas heureufes: un homme inftruit doit fe trouver au-deffus d'une foibleffe auffi cruelle. La réufsite de l'empiéme dépend sur-tout de l'inftant où on le pratique. Ce n'eft pas dans cette occafion feule que des confidérations de ce genre fe font oppofées aux progrès de la chirurgie. En jettant les yeux fur l'hiftoire de l'art, l'on voit que les opérations qui font aujourd'hui le plus communément fuivies du fuccès, n'auroient pas paffé pour meurtrieres entre les mains de nos peres, fi, pour les pratiquer, ils n'avoient pas attendu que la nature fe fût épuifée en vains efforts, & que la perte du malade fût déja décidée.

D'ailleurs, comment feroit-il poffible qu'on regardât l'ouverture de la poitrine comme dangereufe, lorfqu'elle eft faite par un chirurgien qui eft guidé par le flambeau de l'anatomie & les principes de fon art ; tandis qu'on place cette même ouverture au rang des plaies fimples, lorfqu'elle a été la fuite d'un coup où le hafard feul a dirigé l'inftrument. Il eft évident que fi la contre-ouverture, dans ces fortes de cas, étoit fuivie de la mort du bleffé, l'on ne pourroit attribuer cet accident qu'à la léfion des

parties contenues, ou à des pansemens peu méthodiques.

Les plus fâcheuses des plaies pénétrantes dans la poitrine, & où il est le
plus important d'appeller un chirurgien sage & éclairé, sont celles où
l'artere intercostale se trouve ouverte dans un point où la compression exacte devient impossible, &
celles où l'instrument a ouvert des
vaisseaux assez gros dans la substance
du poumon pour donner lieu à un
épanchement considérable. Dans l'un
& l'autre de ces cas il y a deux indications à remplir ; la premiere, & la
plus urgente, seroit sans doute de
s'opposer à l'effusion du sang, mais
on ne peut y parvenir que par les
moyens généraux, tels que les saignées plus ou moins répétées, suivant les forces du malade, le repos,
la diéte, les boissons calmantes.
L'homme de l'art ne peut donc qu'aider la nature sur ce premier objet ;
son génie doit s'occuper spécialement
du moyen de faciliter une issue libre
au sang épanché. Les faits dont j'ai
été témoin, les observations qu'on
trouve dans les différens auteurs ne

m'ont pas permis de douter que la contre-ouverture, au lieu d'élection, ne fût la voie la plus sure pour remplir cette indication. D'ailleurs, pour se convaincre de son utilité, il ne faut que réfléchir sur les inconvéniens qu'entraînent essentiellement après eux les différens moyens qu'on lui a préférés; ils sont à peu près les mêmes dans tous les auteurs; les modernes ont servilement copié, sur ce point, ceux qui les avoient précédés. Dionis, Garengeot, Ledran donnent pour précepte de n'avoir recours à la contre-ouverture que lorsqu'il n'aura pas été possible de procurer la sortie du sang épanché par la situation, la dilatation de la plaie, les efforts, la toux, les inspirations fortes, l'introduction de la sonde, des bandelettes de linge éfilé, des stilets & des injections. Heister, Boerhaave, van-Swieten, qui n'ont écrit en chirurgie que d'après les auteurs les plus estimés, qui n'ont adopté que les opinions qui passent pour les plus sages, & les doctrines les plus solidement établies, ont également cru devoir donner la préférence à

ces différens moyens sur la contre-
ouverture. Cette opération n'est, selon eux, que la derniere ressource.

Il seroit ridicule sans doute de proposer de faire une nouvelle ouverture à la poitrine toutes les fois qu'on
peut faciliter la sortie du sang épanché, en couchant tout simplement le
blessé de façon que la plaie se trouve
être le point le plus déclive. Mais
comme l'expérience nous apprend
que souvent l'issue de la plaie est trop
étroite, que le plus fréquemment
l'instrument n'a pénétré dans la poitrine qu'après avoir (s'il m'est permis
de me servir de ce terme) labouré
entre la peau & les muscles, de façon
que l'orifice intérieur de ces plaies se
trouve très-éloigné de l'extérieur;
que le gonflement, qui survient aux
parties dans lesquelles le trajet est
formé, s'oppose à la sortie du sang;
qu'enfin les cas, où la situation seule
peut suffire pour donner issue au sang
épanché, sont infiniment rares ; le
point de la question doit se réduire à
déterminer s'il est plus sage de pratiquer l'opération de l'empiéme, que
de faire sortir le sang par la plaie, en

employant les procédés ufités & recommandés.

L'on fait depuis long-tems que les
hémorragies internes ne peuvent fe
terminer que par la formation d'un
caillot qui devient affez ferme pour
s'oppofer à la fortie du fang : cette vérité a été démontrée par M. Petit,
l'un des plus célebres chirurgiens de
notre fiecle. Ce principe une fois pofé,
comment ne s'eft-on pas apperçu plutôt que les panfemens ufités pour les
plaies de poitrine avec épanchement,
s'oppofoient à l'intention de la nature, contrarioient l'indication premiere & les vrais principes de l'art ?

Dans l'un & l'autre des cas fup-
pofés, c'eft-à-dire, lorfque l'artere
intercoftale eft ouverte, ou que ce
font les vaiffeaux mêmes du poumon
qui verfent le fang, il n'eft pas poffible que l'ouverture de cette artere
ne réponde pas à l'orifice interne de
la plaie; fi le point même du poumon, où les vaiffeaux ont été bleffés, n'y répond pas toujours auffi
exactement, il n'en eft jamais affez
éloigné pour ne fe pas trouver expofé au frottement d'un corps étran-

ger que l'on introduit par la plaie. Il
eſt donc démontré que l'on ne peut
point, par cette voie, conduire dans
la poitrine une ſonde, un ſtilet, une
bandelette de linge étilé, enfin un
corps étranger quelconque, ſans courir les riſques de s'oppoſer à la ceſſa-
tion de l'hémorrhagie, en détournant
le caillot par lequel la nature cherchoit à la terminer. Les injeƈtions
qu'on a propoſées pour entraîner les
caillots qui s'oppoſent à la ſortie du
ſang, n'ont pas moins d'inconvéniens. Lorſqu'on les fait par la plaie,
le coup de piſton porte avec plus ou
moins de force la liqueur ſur le *coa-*
*gulum*, qui forme une barriere au
ſang qui ſans cela s'épancheroit ; dès-
lors même il le détruit, & donne lieu
à de nouveaux accidens. Si, dans la
vue de rendre l'injeƈtion plus utile
& plus conforme à l'indication, l'on
y ajoute les aſtringens, comme je l'ai
vu pratiquer quelquefois, il en réſulte un autre inconvénient ; peu de
tems après qu'on les a employés, le
malade ſe plaint d'en avoir le goût à
la bouche ; & s'ils ſont un peu aƈtifs,
ils procurent de la toux au bleſſé,

B v

Par une fatalité difficile à concevoir, il semble qu'on ne se soit jamais donné la peine de réfléchir sur les différens préceptes donnés pour faciliter l'issue du sang épanché dans la poitrine ; le ridicule est porté au point que ceux des moyens qu'on a cru les plus simples, sont les plus dangereux, & on a été sur cet objet jusqu'à l'oubli des premiers principes.

Dans l'hémoptisie , l'homme de l'art le moins instruit recommande au malade de ne faire aucun effort, il lui défend de se livrer à des inspirations violentes, même de parler ; il lui conseille d'éviter avec soin la présence des corps dont les vapeurs odorantes pourroient lui causer de l'éternuement ; il lui prescrit les boissons adoucissantes pour calmer la toux ou pour la prévenir, si elle n'existe pas ; il porte enfin la précaution jusqu'à lui interdire les différens mouvemens du tronc. Ce qui peut renouveller l'hémorrhagie, lorsque les vaisseaux du poumon ont été ouverts par une cause interne, doit sans doute produire le même effet lorsqu'ils le sont par une

caufe externe. Si une artere étoit ouverte au bras, à la jambe ou dans quelque autre partie de notre corps, on
conçoit que rien ne feroit plus ridicule
que d'exciter le bleffé à donner de
l'action aux mufcles qui environnent
les vaiffeaux qui fourniffent le fang ;
rien ne paroîtroit plus abfurde que
de panfer fréquemment la plaie, en y
introduifant des corps étrangers ;
& cependant dans les plaies de poitrine avec épanchement, où l'hémorrhagie eft fouvent fournie par des
vaiffeaux plus confidérables, où conféquemment l'on doit éviter avec plus
de foin les différens mouvemens qui
peuvent accélérer & rendre plus forte
la réaction des vaiffeaux fur la liqueur
qu'ils contiennent, il n'y a pas un auteur qui n'ait regardé la toux, les infpi-
rations violentes, l'éternuement, &c.
comme le moyen le plus fimple pour
faciliter, par la plaie, l'iffue du fang
épanché. Par la raifon que l'on peut,
fans inconvénient, avoir recours à ces
différens efforts dans l'empiéme de
pus, on a cru devoir également les employer dans les autres cas. Ces préceptes, quelque ridicules qu'ils foient,

ont de tous les tems été admis comme les plus certains. Belloſte, celui, de tous ceux qui ſe ſont occupés de cette queſtion, qui a le mieux ſenti la néceſſité de la contre-ouverture, n'a point apperçu tout le ridicule de la méthode reçue de traiter les plaies de poitrine avec épanchement: abſolument occupé à bannir les tentes de ces ſortes de panſemens, il s'eſt contenté d'en démontrer les inconvéniens. On voit, en liſant ſes obſervations, que certains faits l'ont obligé de reconnoître la ſolidité de la doctrine que j'établis ici; mais entraîné par l'uſage, aveuglé par la pratique de tous ſes contemporains, ſes efforts ſe ſont réduits à nous prouver qu'il valoit mieux donner plus d'étendue aux plaies de poitrine par l'inſtrument tranchant, que de les dilater en introduiſant des corps aſſez durs pour en tenir les lèvres écartées. Si, d'après ce que je viens de dire, il reſtoit encore quelques doutes ſur les inconvéniens des différens moyens qu'on emploie habituellement pour faciliter l'iſſue du ſang épanché dans la poitrine à la ſuite d'une plaie, l'obſervation suivante suffiroit pour les lever, & pour ramener à mon opinion ceux même des praticiens qui tiendroient le plus aux préjugés de leurs peres.

Au mois de juin 1756, sur les sept heures du soir, on amena, dans un hôpital où j'étois éleve, un soldat qui venoit de recevoir un coup d'épée entre la quatrieme & la cinquieme des vraies côtes, du côté droit, à deux travers de doigts du mamelon; son visage étoit livide, son poux serré & petit. Quoique la plaie fût très-étroite, les accidens qu'éprouva le blessé, deux heures après, firent connoître qu'elle étoit pénétrante; la difficulté de respirer, qui augmentoit, l'impossibilité de se tenir couché sur le côté gauche, indiquoient qu'il y avoit épanchement dans la poitrine. On lui fit quatre saignées dans la nuit, on le mit plusieurs fois dans une situation favorable pour donner issue par la plaie au sang épanché; mais ces tentatives furent inutiles: au pansement du matin, on se détermina à debrider la plaie dans l'angle postérieur; aussi-tôt qu'on eut placé le bleſſé convenablement, il ſortit à peu près trois pallettes de ſang ; cette premiere évacuation procura du ſoulagement dans l'inſtant même : pour s'oppoſer à la trop prompte réunion des parties qu'on avoit diviſées, l'on introduiſit dans la plaie l'extrêmité d'une bandelette de linge éfilé, le reſte de l'appareil fut appliqué à l'ordinaire ; on fit deux ſaignées entre le panſement du matin & celui du ſoir, on leva l'appareil à quatre heures, quoique l'oppreſſion fût médiocre ; on exhorta le bleſſé à faire des inſpirations fortes, dans l'inſtant même le ſang ſortit avec véhémence , chaque inſpiration fourniſſoit un jet de ſang très-écumeux & vermeil ; après en avoir tiré trois pallettes, on panſa le bleſſé de la même maniere ; deux heures après on s'apperçut que la gêne dans la reſpiration étoit beoucoup plus forte, on lui fit trois ſaignées dans la nuit ; malgré ces précautions, il fut très-agité, il reſta dans cet état juſqu'au panſement du matin ; auſſi-tôt qu'on eut retiré la bandelette, il ſortit plus de quatre pallettes de ſang ; le ſoula-

gement qu'il reçut de cette évacuation ne fut que momentané, peu de
tems après il retomba dans les mêmes
accidens; on lui fit encore deux faignées, à trois heures de diſtance l'une
de l'autre; au panſement du ſoir, on
évalua le ſang qui ſortit à plus de
cinq palettes, il étoit vif & écumeux;
l'on en diſtinguoit cependant qui étoit
d'une couleur plus noire, dans lequel
on appercevoit quelques caillots; d'a-
près cette derniere indication, l'on
employa des injeƈtions faites avec le
miel roſat & la décoƈtion d'orge; le
panſement fut à peine fini que le bleſſé
ſe plaignit encore de ſon étouffement;
on le ſaigna pour la dixieme fois, la
reſpiration devint très - fréquente;
l'on fut en conſéquence obligé de lever l'appareil à onze heures du ſoir:
auſſi-tôt que la bandelette fut retirée,
le ſang fit éruption avec force, il en
ſortit une prodigieuſe quantité; l'on
continua encore l'uſage de la bandelette & de l'injeƈtion, il n'y eut prefque point d'interruption dans les
accidens, les foibleſſes devinrent de
plus en plus fréquentes, & il mourut
ſur les cinq heures du ſoir. A l'ouver-

ture de la poitrine, l'on trouva près d'une livre & demie de fang épanché, une plaie peu profonde aux poumons; immédiatement au-deffus de cette plaie, il y avoit des efpeces de fila-mens fanguins, qui étoient adhérens à la plevre. Par la fituation de la bandelette il étoit aifé de voir qu'on ne pouvoit pas l'introduire dans la poitrine, fans qu'elle frottât les vaif-feaux du poumon, qui avoient été ouverts.

S'il n'eft pas démontré qu'on au-roit fauvé ce bleffé en lui faifant l'opération de l'empiéme, au lieu d'élection, pour procurer au fang une iffue facile, il eft du moins très-pro-bable qu'on a accéléré fa perte en ne la faifant pas. L'étouffement & l'op-preffion, n'augmentoient que pendant les trois ou quatre premieres heures qui fuivoient l'extraction & l'intro-duction de la bandelette : cela prouve que l'hémorrhagie étoit renouvellée à chaque panfement ; la célérité avec laquelle l'épanchement s'eft fait fur la fin, eft une nouvelle preuve de ce que j'avance.

Quels que foient les inftrumens ou

les pieces d'appareil qu'on introduit dans la poitrine par la plaie, ils doivent s'oppofer à la formation du caillot, fouvent même ils le détruifent, & donnent lieu à un nouvel épanchement ; il feroit, je crois, abfurde de prétendre le contraire : une vérité auffi frappante n'auroit point été inconnue jufqu'à ce jour, fi l'aveugle routine n'avoit pas autant d'empire fur les efprits les plus judicieux. Quelque effort que faffe la nature pour démontrer qu'on la contrarie, l'homme de l'art croit fa conduite irréprochable, lorfqu'il a fuivi les principes reçus; il ne manque même pas de placer au rang de fes fuccès les cures qu'il a le plus contrariées. Les exemples confirmatifs de cette derniere propofition ne font pas rares ; je me contenterai d'en rapporter un qui prouve, d'une maniere bien plus frappante encore que le fait précédent, les inconvéniens des panfemens que l'on eft en ufage d'employer pour les plaies de poitrine, & conféquemment la néceffité d'avoir recours à la contre-ouverture, au lieu d'élection. Cette obfervation eft très-extraordinaire : la multiplicité des accidens graves que le bleſſé a éprouvés, pourroient la rendre ſuſpecte ; elle n'en mérite cependant pas moins de foi : pluſieurs auteurs célebres l'ont recueillie dans leurs ouvrages.

Un jeune étudiant, d'un bon tempérament, reçut, le 4 mai 1679, un coup d'épée entre la cinquieme & la ſixieme côte, à deux travers de doigts du *ſternum* : la plaie étoit petite ; auſſi-tôt le coup, il pâlit & ſe trouva mal ; revenu à lui-même, il travailla à gagner ſon logis. M. Pechlin fut appellé dans l'inſtant ; il le trouva dans un état déplorable ; la pâleur du viſage, l'affaiſſement des joues, la lividité des levres, l'immobilité des yeux, la ſueur froide de tout ſon corps, la difficulté de reſpirer, les foibleſſes fréquentes, la ſéchereſſe de la plaie, enfin un pouls petit & foible, tout annonçoit une mort prochaine. M. Pechlin croyant qu'une partie de ces ſymptômes pouvoit avoir pour cauſe la frayeur qui ſuit une plaie dangereuſe, fit donner auſſi-tôt au malade quelques cuillerées d'une potion cordiale ; cette potion l'ayant un peu ranimé, on le plaça dans une position capable de favoriser l'épanchement qu'on soupçonnoit s'être fait dans la poitrine ; mais ce fut en vain : on se détermina à introduire dans la plaie une tente chargée de digestif ; quatre heures après, les douleurs & les agitations étant des plus vives, on leva l'appareil, il sortit aussi-tôt un sang rouge & écumeux à la quantité de douze onces: on remit la tente sans la charger de digestif.

Le soir, vers les neuf heures, les consultans trouverent le malade peu soulagé, le pouls étoit petit & chancelant, la respiration fort gênée ; il n'étoit pas possible de statuer rien de précis sur l'état du poumon, il n'y avoit ni toux ni crachement de sang. Le 5 mai, au matin, le visage étoit toujours morne, les levres livides, le pouls plus vif, la respiration plus interrompue & coupée, le blessé se plaignoit de pesanteur & de douleur dans la poitrine ; on ne put rien faire sortir par la plaie, on se contenta alors de lui donner des nourritures un peu restaurantes ; on lui fit aussi prendre une infusion de légers vulheraires, dans l'intention de réfoudre le fang coagulé. Le même jour, vers le midi, on fut obligé de lever tout l'appareil, le malade fouffroit confidérablement ; il rendit alors, par la plaie, feize onces de fang, le pouls étoit toujours petit & mourant ; pour arrêter cette hémorrhagie, on appliqua un morceau de Licoperdon, mais ce fut fans fuccès ; quelques heures après le fang força fes digues, & il en fortit encore douze onces, tout étoit du plus trifte préfage ; mais la tempête ne dura pas long-tems, la nature paroiffoit faire des efforts pour prendre le deffus : de tems en tems elle donnoit des lueurs d'efpérance ; on faifoit prendre en plufieurs prifes, dans le jour, une poudre compofée de vingt-cinq grains de fang de dragon, de vingt-quatre de corail rouge préparé, & d'un grain d'opium. Le lendemain les mêmes accidens ayant reparu, on faigna le malade, & on lui tira douze onces de fang ; le foir on mit une bougie devant la plaie, & l'on apperçut diftinctement que l'air fortoit de la poitrine ; on ne douta plus que le poumon ne fût bleffé.

Le 7 mai, la fievre, la toux, la difficulté de respirer, la pesanteur augmenterent; on ôta l'appareil, & il sortit de la plaie treize onces de sang. M. Pechlin proposa une injection astringente; le soir le malade rendit encore huit onces de sang, on lui fit une injection de trois cuillerées; comme le visage étoit plus rouge & la fievre plus ardente, pour contenir la grande raréfaction du sang, on prescrivit une poudre tempérante.

'Le 8 mai, qui étoit le cinquieme des accidens, la fievre étoit moindre, le malade sentoit qu'il y avoit encore du sang qui demandoit à sortir, il fit de vains efforts toute la matinée pour en favoriser l'issue; le soir, en deux fois, il en sortit quatre onces; on appuya de nouveau sur les injections: le lendemain au matin, à la levée de l'appareil, il sortit encore quatorze onces de sang; pour empêcher la coagulation, on suppléa aux injections ci-dessus par celles faites avec le miel rosat & les feuilles de petite centaurée; le soir la difficulté de respirer, la pesanteur augmenterent ; le malade ne put venir à bout de faire évacuer le fang qu'en pliant un peu le corps, il en rendit douze onces de très-écumeux.

Le 10 mai il en fortit fix onces, il étoit noir & corrompu ; le foir il en fortit encore autant & du même caractere ; après ces pertes abondantes le malade, loin de fe trouver plus foible, fe fentoit beaucoup mieux. Le 11 les mêmes phénomenes parurent, & le malade rendit encore plus d'une livre d'un fang noir, épais & d'une mauvaife odeur. Le 12, la nuit, il fut extraordinairement agité, la refpiration étoit très-difficile & très-laborieufe, les angoiffes très-fréquentes; il y eut le matin une hémorrhagie de dix onces de fang femblable à celui qui avoit été rendu la veille ; mais le foir il en fortit de vif, écumeux, qui paroiffoit venir directement, & fans avoir féjourné, de quelque artere du poumon. Le 13 fe paffa à peu près de même, la nature & la maladie étoient aux prifes enfemble, & toujours d'une façon inquiétante ; le malade rendit encore quatorze onces d'un fang noir; il ne

y paroiſſoit aucun ſigne de ſuppuration, quoique ce fût le dixieme jour
de l'accident. Le 14 il en ſortit, par
la plaie, dix-huit onces de ſang. Le
15 il en ſortit douze onces d'un ſang
épais & mucilagineux. Le 16 il en
ſortit de la plaie quatorze onces
noir & épais, d'une mauvaiſe odeur.
Le 17 il en ſortit dix onces le matin,
& le ſoir douze onces ; ce dernier
ſang paroiſſoit contenir quelques
parties purulentes. Le 18 le malade
rendit douze onces d'un ſang plus
fluide & plus rouge, on y diſtinguoit
aiſément du pus. Le 19 il en rendit
encore douze onces, le pus y étoit
encore plus ſenſible. Le 20 il ſortit de
la plaie huit onces d'un pus ſanieux
& fétide, mêlé avec trois onces d'un
ſang clair & ſans conſiſtance ; on crut
devoir ſuppléer à l'injection ordinaire
par une injection déterſive : le ſoir,
déduction faite de l'injection ( attention qu'on a toujours eue ) il ſortit de
la plaie quatre onces de pus. Le 21
ces ſymptômes étoient moins ef-
frayans, on tira de la plaie trois onces de pus, & dans ce pus étoient
mêlés des filamens qu'on reconnoiſ-

ſoit diſtinctement pour des portions de la ſubſtance du poumon ; le ſoir il ſortit de la plaie quatre onces d'un pus de fort mauvaiſe odeur, avec des filamens ſolides & corrompus. Le 22 il ſortit dix onces de pus d'une odeur ſi pénétrante qu'il fit tomber en foibleſſe un étudiant en médecine, qui aſſiſtoit au panſement. Le 23 & le 24 on tira à peu près quatre onces de pus ; on dilata la plaie pour faciliter l'iſſue des filamens pulmonaires, & on en tira un gros paquet. Le 25 il ſortit, le matin, quatre onces d'un pus très - blanc, accompagné d'une petite portion de la ſubſtance du poumon ; le ſoir il en ſortit cinq onces d'une odeur plus déteſtable encore que celui des jours précédens. Le 26, au matin, il en ſortit quatre onces, & le ſoir, cinq. Le 27 le pus étoit plus blanc, & n'avoit pas autant d'odeur ; le malade en rendit quatre onces le ſoir, ſes jambes étoient enflées, ſon pouls petit & foible, il ſe plaignoit d'engourdiſſement, & il étoit toujours aſſoupi ; les injections ſe faiſoient avec le baume de ſoufre aniſé. Le 28 il ſortit de la plaie trois onces d'un d'un pus blanc & fans odeur. Le 29 il rendit quatre onces d'un pus fort louable. Le 30 il en rendit deux onces de même nature; la fievre, qui s'étoit toujours foutenue, fe paffa alors: les jambes étoient défenflées: il n'y avoit point de toux: le malade fe fentoit très-bien. Le 31 il rendit une once de pus; le 1 juillet deux onces & demie; le 4 juillet, celui qui fortoit de la plaie étoit d'une odeur très-fœtide. Cette fuppuration s'eft foutenue ainfi jufqu'au 31 juillet; les fymptômes alors difparoiffoient de jour en jour, & le malade guérit parfaitement de cette plaie.

M. Pechlin, qui a conduit le bleffé, a été fi perfuadé que cette cure étoit due à fes foins & à fon intelligence, qu'il l'a rapportée comme une de celles qui doit faire le plus d'honneur à fa pratique; il l'a même donnée pour fujet d'une thefe foutenue fous fa préfidence. M. le baron de Haller l'a trouvée fi intéreffante qu'il l'a placée dans le recueil de fes thefes medico-chirurgicales. On eft autorifé à croire que cet homme célebre n'a vu que des procédés louables & ufités dans

la conduite que M. Pechlin a tenue
dans ce traitement ; le médecin, qui
nous a donné la traduction de ces
mêmes theſes, n'a pas manqué d'a-
jouter que la maniere dont M. Pechlin
avoit conduit cette plaie devoit ſervir de modele dans un cas ſemblable.
Enfin Michel Bernard Valentin , qui
a inſéré le même fait dans ſes ouvrages , ſemble croire que M. Pechlin n'a
négligé aucun des moyens que l'art
pouvoit ſuggérer.

Si , en entreprenant cet ouvrage , je
ne m'étois pas promis de ſecouer le
joug de la prévention , je craindrois
d'avancer contre toutes ces aſſertions,
qu'il n'y a peut-être pas une obſervation qui prouve , d'une maniere plus
frappante, la fauſſeté des idées qu'on
a généralement eues juſqu'à ce jour
ſur le traitement des plaies de poitrine. La conduite qu'a tenue M. Pechlin eſt ſi ſinguliérement révoltante,
que je crois pouvoir dire qu'il n'y a
pas eu un panſement où les véritables
indications n'aient été contrariées. Il
eſt aiſé de voir , par les détails , que
l'hémorrhagie n'a été auſſi prodigieuſe que parce qu'on l'a ſouvent

renouvellée; le fang vif & écumeux, qui eft forti le foir du neuvieme jour, étoit fans doute le fruit du panfement qu'on avoit fait le matin, puifque, depuis plus de foixante heures, on n'avoit tiré de la poitrine que du fang noir, épais & corrompu, fang qui conféquemment avoit féjourné pendant quelques jours. La fuppuration énorme par laquelle cette maladie s'eft terminée, ne doit être attribuée qu'aux mêmes moyens qui ont détruit l'obftacle que la nature oppofoit à l'hémorrhagie ; l'on eft fûr de conduire la plaie la plus fimple à la plus longue fuppuration, fi l'on en maintient les levres écartées en y introduifant un corps étranger. Il me paroît donc démontré que les accidens que le bleffé a éprouvés, dépendent plutôt des panfemens qu'on lui a faits, que de la nature même du mal. Si, dans ce cas, au lieu de fuivre une pratique auffi peu réfléchie, & qui ne peut être fondée que fur une routine aveugle; fi, dis-je, au lieu de dilater cette plaie par une tente, l'on s'étoit déterminé à pratiquer la contre - ouverture, au lieu d'élection dans l'inftant même où l'on a apperçu les fignes certains de l'épanchement, le jeune homme, qui fait le fujet de cette obfervation, n'auroit pas été auffi fouvent expofé à périr; l'hémorrhagie auroit été bien plutôt terminée; le fang épanché auroit été évacué le premier; il n'auroit point acquis par fon féjour le degré de putréfaction où étoit tombé celui qui eft forti de la plaie le dixieme jour de l'accident; enfin le poumon lui-même n'auroit point été expofé à un délabrement auffi confidérable que celui dont M. Pechlin nous a donné les détails.

On trouve, dans Smetius, un fait qui prouve bien que les avantages de la contre-ouverture, au lieu d'élection, ne fe bornent point aux feuls cas où la fituation ne permet que difficilement une iffue au fang épanché fur le diaphragme, lors même que les plaies font dans un point très-déclive. Il arrive quelquefois que des caillots, qui fe forment à la partie inférieure, & que la prudence exige que l'on ménage, s'oppofent à la fortie des humeurs qui féjournent dans la poitrine : quelquefois auffi

des adhérences que le poumon a con-
tractées avec la plevre, retiennent, sur
la partie postérieure du diaphragme,
le sang qui y croupit, & qui, par
son séjour, entretient une suppura-
tion lente qui fait dégénérer la plaie
en fistule, & expose le blessé aux plus
grands dangers.

Un soldat reçut un coup de bayon-
nette entre la sixieme & la septieme
côtes, au-dessous de la mamelle;
la plaie étoit pénétrante, elle se ter-
mina par une fistule; le blessé tomba
dans l'atrophie & la langueur, il
resta environ neuf mois dans cet
état. Il consulta Smetius qui conçut
l'espoir de le guérir par des potions
vulnéraires; il lui en fit faire usage,
pendant trois mois, sans en retirer
aucun avantage; le malade s'apper-
cevant que son état devenoit de plus
en plus fâcheux, & qu'il s'atténuoit
par une fievre hectique, que son ulcere fournissoit une matiere icoreuse,
qui ne sortoit que dans les instans où
il toussoit ou quand il faisoit quelques efforts; voyant enfin que sa
perte devenoit chaque jour de plus
en plus certaine, il appella à son se-

cours Jean Halardin. Ce chirurgien, l'un des plus inftruits de fon fiecle, reconnut que la fiftule étoit entretenue par le féjour d'une humeur qui s'étoit épanchée à la fuite de la plaie, & qui n'avoit pu trouver iffue ; en conféquence il fe décida pour l'opération de l'empiéme, au lieu d'élection. Après avoir fait une ouverture d'un pouce, il détruifit une adhérence qui s'étoit formée entre les poumons & la plevre ; il eut la fatiffaction de voir fortir plus d'une livre d'une matiere très-épaiffe ; le lendemain il en fortit à peu près la même quantité, ou même un peu plus ; le troifieme jour il en fortit prefque autant, le quatrieme moins, le cinquieme très-peu ; il mit en ufage les injections miélées, pour déterger la poitrine ; peu de jours après l'injection fortit à peu près la même qu'on l'y avoit injectée, & le malade guérit parfaitement.

Scultet avoit fans doute reconnu, dans fa pratique, les avantages de l'opération de l'empiéme, au lieu d'élection, dans les plaies de poitrine avec épanchement ; il nous a rapporté deux obfervations où il fe détermina pour la contre-ouverture, quoique les plaies fuffent fituées de maniere à pouvoir donner iffue au fang épanché. Ce célebre chirurgien fut appellé pour voir un cocher qui venoit de recevoir au dos un coup d'épée qui pénétroit jufqu'à la mamelle gauche, & qui faifoit par conféquent deux plaies; il dilata celle de la partie antérieure, le lendemain il en fortit beaucoup de fang. Voyant que, malgré cette évacuation, les accidens étoient les mêmes, que le malade refpiroit avec beaucoup de difficulté, qu'il fentoit une douleur très-vive du côté affecté, près le diaphragme, & qu'il ne fortoit plus de fang par la plaie, quoique le pouls fût extrêmement foible, & qu'il y eût déja deux ouvertures à la poitrine, il en fit une troifieme, au lieu d'élection; le bleffé guérit, malgré tous les accidens qu'il éprouva, de l'ufage foutenu des tentes que l'on plaçoit dans la contre - ouverture.

Un nautonier de Vulve reçut un coup de couteau au dos, entre la quatrieme & la cinquieme côtes, en

C iv

comptant du haut en bas ; il crachoit du fang, & éprouvoit une grande difficulté de refpirer. Scultet le vit dans l'inftant même de l'accident : il propofa de faire, avec le fcapel, une nouvelle plaie plus baffe ; les affiftans s'y oppoferent : le lendemain matin il propofa cette opération au malade même, qui y confentit. Scultet affure que le bleffé fut très-promptement guéri par ce moyen.

J'aurois fort defiré que ces deux obfervations euffent été accompagnées de détails plus exacts ; l'utilité de l'opération de l'empiéme , dans des cas femblables, s'y trouveroit fans doute mieux établie. Cependant, quelque précis qu'en foit l'expofé, il fuffit pour prouver que Scultet avoit déjà preffenti la folidité de la doctrine que je defire établir, & qui a été fi généralement négligée. S'il eft vrai, comme l'on n'en peut pas douter, qu'à la faveur de la contre-ouverture au lieu d'élection, l'on eft fûr d'extraire les différentes humeurs qui fe font épanchées fur le diaphragme ; fi l'on peut, fans inconvénient, entretenir cette plaie ouverte,

en y introduifant une bandelette de
linge éfilé; s'il eft poffible d'ufer, par
cette voie, des injections, & de déterger la poitrine, fans courir les
rifques de renouveller l'hémorrhagie
& de donner lieu à de nouveaux accidens, il eft tout fimple de donner
pour précepte de faire l'opération de
l'empiéme, au lieu d'élection, toutes
les fois qu'il y aura épanchement à la
fuite d'une plaie qui n'eft pas exactement fituée dans le point le plus
déclive de la partie poftérieure de la
poitrine, & lorfque, par la fituation
feule, l'on ne pourra pas faciliter la
fortie du fang par la plaie.

Ce dernier précepte a des avantages
tout auffi réels, & qui ne méritent
pas moins l'attention des gens de l'art
que ceux que j'ai déjà affignés à la
contre-ouverture. D'après ce principe l'on eft autorifé à procurer au
premier appareil la réunion de toutes
les plaies de poitrine; il n'eft peut-être
point, en chirurgie, de doctrine plus
utile; l'on ne peut pas toujours décider fi la plaie eft pénétrante ou non.
L'emphifeme, que l'on regarde comme un des fignes les plus certains que

C v.

la plaie pénetre, n'accompagne pas
toujours les plaies pénétrantes ; il
n'eſt pas ſans exemple d'avoir rencontré des plaies non pénétrantes,
qui étoient accompagnées de l'em-
phiſeme : c'eſt cette incertitude des
ſignes qui a fait quelquefois commettre des fautes aſſez groſſieres. J'ai
vu dilater, par des tentes, les plaies
de poïtrine les plus ſimples, & qui
ne pénétroient pas, & imputer à un
épanchement imaginaire, des accidens
qui n'étoient occaſionnés que par
l'inflammation que la tente procuroit
aux levres de la plaie ; il n'eſt pas
ſans exemple qu'on ait tenu ouvertes, pendant pluſieurs jours, des plaies
ſimplement pénétrantes, & qui n'exigeoient qu'une prompte réunion, ainſi
que les premieres.

Dans le cas où la plaie eſt accompagnée de la léſion des parties contenues, & qu'il y a épanchement, il
n'eſt pas moins avantageux d'en procurer la réunion. Si l'épanchement
eſt peu conſidérable, il peut être ré-
ſorbé, & la nature peut s'en débar-
raſſer par différentes voies, ainſi qu'on
l'a ſouvent obſervé. Si, au contraire

il y a de gros vaisseaux ouverts, &
qu'il y ait beaucoup de sang épanché, il est également avantageux de
réunir la plaie dans le premier instant ; l'on doit même laisser séjourner
dans la poitrine la totalité du sang,
épanché, pendant quelques heures,
& jusqu'à ce qu'il soit survenu des
accidens qui exigent qu'on évacue le
fluide épanché par l'opération ; le
sang, par sa présence, rallentit l'hémorrhagie, il contribue par son séjour à la prompte formation du caillot. Ce moyen a réussi quelquefois ;
des praticiens sages ont laissé séjourner dans la poitrine, du sang qui se
présentoit de lui-même à la plaie, &
qui faisoit des efforts pour sortir.
Cette pratique auroit peut-être été
suivie de plus grands succès, si, pour
faciliter ensuite la sortie de la totalité de l'épanchement , on n'avoit
point eu recours aux tentes, aux injections & à tous les différens moyens
dont j'ai démontré les inconvéniens
toutes les fois qu'ils sont employés
par la plaie même.

## Des signes des épanchemens de sang à la suite des plaies de poitrine.

IL seroit à souhaiter que les signes des épanchemens à la suite des plaies de poitrine, fussent aussi certains que le plus grand nombre des auteurs a semblé le croire ; mais des observations nous prouvent qu'on a quelquefois commis des fautes grossieres, en supposant des épanchemens où il n'en existoit point, & que quelquefois aussi l'on en a méconnu de très-considérables. Si quelques-unes de ces méprises ont été le fruit d'un défaut d'attention ou d'un manque de connoissances, il en est qui ne sont dues qu'à l'insuffisance des préceptes reçus ; la persuasion où l'on semble être depuis long-tems, qu'il ne manque rien à l'art sur ce point, fait qu'on ne s'est pas livré à des recherches plus exactes, & que les praticiens qui nous ont précédés n'ont point cru devoir nous transmettre les observations qui auroient été capables de jetter plus de lumiere sur cette importante question.

Lorsque le blessé a de la difficulté à respirer, lorsqu'il ne peut être commodément couché que sur le dos, qu'il ne lui est pas possible de rester sur le côté opposé à la plaie, qu'il ressent une pesanteur sur le diaphragme, qu'il éprouve des foiblesses fréquentes, on a cru ne pouvoir pas douter de l'existence de l'épanchement ; ces signes passent pour si certains que, lorsqu'on les a une fois reconnus, on s'est toujours affranchi de tout examen ; l'expérience m'a cependant appris que l'on pouvoit être trompé par ces symptomes : je crois en conséquence devoir publier les faits que la pratique m'a fournis.

Je fus appellé, il y a quelques années, pour voir un gendarme de la garde du roi, qui avoit reçu un coup d'épée sur la quatrieme des vraies côtes, à trois travers de doigts du *sternum* ; il me dit que, dans l'instant du coup, il étoit tombé sans connoissance ; son adversaire & un de ses amis eurent assez de peine à rappeller ses sens ; quand il fut un peu revenu, ils le conduifirent chez lui en voiture; à chaque cahot il étoit prêt à tomber en foibleffe. Je ne le vis que douze heures après l'accident; on lui avoit fait deux faignées, il n'étoit forti que très-peu de fang par la plaie. L'on avoit appliqué, dans le premier appareil, une compreffe d'eau vulnéraire, fpiritueufe; le malade étoit pâle & dans un très-grand abattement; la difficulté de refpirer étoit très - confidérable, il ne pouvoit refter couché que fur le dos, il croyoit reffentir un poids énorme fur le diaphragme; enfin les accidens qui accompagnent ordinairement l'épanchement, s'y trouvoient réunis. Le chirurgien qui l'avoit vu avant moi ne doutoit point que la plaie ne fût pénétrante : on ne m'avoit même appellé que parce qu'il y entrevoyoit un danger preffant. J'avoue qu'au premier coup-d'œil je crus à l'exiftence de l'épanchement; nous convînmes de faigner le bleffé pour la troifieme fois, & de panfer la plaie de la maniere la plus fimple; j'y reretournai quatre heures après, je le trouvai plus oppreffé, plus abattu;

tous les accidens paroiſſoient devenir
de plus en plus preſſans ; l'état du malade ſembloit exiger l'évacıation du
ſang qu'on ſuppoſoit être epanché :
heureuſement qu'un examen plus particulier de la plaie m'empêcha de ſui-
vre cette premiere idée.

Quoique le peu d'étendue d'une
plaie, & ſa ſituation ſur une côte,
ne ſoient point des raiſons ſuffiſantes
pour nous autoriſer à croire qu'elle
n'eſt point pénétrante, vu qu'il y a
des épées dont la lame eſt très-étroite,
& que l'attitude du bleſſé peut faire
varier la direction ; cependant la plaie
dont il s'agit ici étoit ſi petite que je
crus devoir examiner, d'une maniere
plus particuliere, d'où pouvoient dé-
pendre les accidens qui l'accompa-
gnoient : je voulus d'abord chercher
la direction de ſon trajet, en comprimant aſſez légérement avec le doigt
dans ſa circonférence ; lorſque j'ap-
puyai ſur la côte, en ſuivant une
direction oblique de la plaie vers le
*ſternum*, le bleſſé éprouva la plus
vive douleur, l'étouffement & les
autres accidens furent extrêmes
pendant quelques minutes. D'après

cette expérience je ne doutai plus que tous les fymptomes, qui nous avoient effrayés, ne fuffent produits par la léfion de quelques filets nerveux ou de quelques-uns des tendons au grand pectoral ; en conféquence je raffurai le bleffé fur fon état ; je lui confeillai de fe faire faigner dans la nuit pour la quatrieme fois, d'appliquer fur la plaie un petit emplâtre de *triapharmacum*, & par-deffus, la pulpe des plantes émollientes en forme de cataplafme. Cette conduite lui réuffit fi bien que le lendemain matin je le trouvai très-foulagé ; l'on continua les mêmes cataplafmes les jours fuivans ; les accidens fe diffipoient fenfiblement, & il fut bientôt en état de fortir. Cette obfervation prouve combien il eft effentiel de faire des recherches dans le deffein de combattre fa premiere opinion ; pour peu qu'elle ait de fondement, on eft fûr de ne point s'en départir ; c'eft ordinairement celle qui a le plus d'empire fur nôtre efprit, & à laquelle nous renonçons le plus difficilement.

Si des accidens, qui n'ont leur fiége

que dans les parties contenantes de la
poitrine peuvent en impoſer au point
de faire ſoupçonner des épanchemens
qui n'ont pas lieu , les ſignes qui carac-
tériſent un épanchement réel peuvent
auſſi quelquefois s'envelopper de maniere à n'être pas apperçus par l'œil
le plus clairvoyant : le fait , dont je
vais donner le détail , prouvera que
les hommes les plus habitués à voir
de ces ſortes de plaies , peuvent s'y
méprendre.

Un horloger , âgé de trente-deux
ans ou à peu près , reçut un coup
d'épée au côté droit , entre la troi-
ſieme & la quatrieme des vraies côtes , en comptant de haut en bas : je
ne fus appellé en conſultation que le
ſecond jour ; le chirurgien qui le
voyoit depuis l'inſtant de l'accident ,
lui avoit fait cinq ſaignées ; la plaie
étoit très-étroite , la reſpiration n'é-
toit que médiocrement gênée , il fai-
ſoit des expirations aſſez fortes ſans
beaucoup de difficulté. La ſituation
horiſontale , & ſur le dos , étoit celle
qu'il ſupportoit le plus difficilement ;
à la vérité il ne ſe trouvoit bien que
lorſqu'on le ſoutenoit , par des oreil-

lers, en son séant & un peu incliné du côté blessé ; il ne se plaignoit point du poids qu'il auroit dû éprouver sur le diaphragme. Cependant, comme le pouls étoit dur, & qu'il y avoit un peu de fievre, nous convînmes de faire le soir deux petites saignées à six heures de distance l'une de l'autre, ce qui le soulagea pour l'instant ; on lui fit prendre, dans la nuit, quatre à cinq verres d'eau & de vin, malgré les défenses que j'en avois faites ; le malade croyoit trouver, dans cette boisson, le moyen de réparer ses forces. On appella, à la consultation du matin, celui des chirurgiens de Paris, qui, par sa place, doit être le plus exercé dans la pratique de l'art ; nous trouvâmes le blessé dans un abattement violent nous examinâmes la plaie de nouveau : nous lui fîmes exécuter quelques mouvemens du tronc pour voir l'effet des différentes situations : lorsqu'il étoit sur le côté opposé à la plaie, il s'y trouvoit moins bien ; mais la respiration ne paroissoit pas assez gênée, par cette attitude, pour devenir un signe univoque de l'épan-

chement ; j'avoue même qu'il n'étoit
pas poffible d'en reconnoître d'après
lefquels on pût prononcer avec quelque certitude (toutefois fans s'écarter
des préceptes reçus) qu'il y avoit du
fang épanché dans la poitrine en affez
grande quantité pour exiger l'opération de l'empiéme. Je fis remarquer
aux confultans une échimofe très-
fenfible & affez large, qui commençoit à quatre ou cinq travers de
doigt au-deffous de la plaie, un peu
plus poftérieurement, & qui s'étendoit ainfi en finiffant en pointe vers
la partie poftérieure de la crête de
l'os des ifles. Je leur obfervai que
c'étoit pour la troifieme fois que
je rencontrois cette efpece de figne
à la fuite des épanchemens de fang
dans la poitrine. Après leur avoir
développé mes idées, je les prévins
auffi qu'en lifant, en préfence de plufieurs gens de l'art, une differtation
où je plaçois cette échimofe au rang
des fignes les plus certains de l'épanchement, quelques-uns d'entre eux
avouerent qu'ils l'avoient en effet
obfervé quelquefois. Enfin, après
être entré dans d'affez longs détails

fur cet objet, je propofai la contre-ouverture au lieu d'élection.

Cette opinion ne parut point fondée: il ne me fut pas poffible de ramener les confultans à mon avis. Malgré toutes mes repréfentations, cette échimofe fut confondue avec celles qui font formées par le fang qui fe répand immédiatement de la plaie dans le tiffu cellulaire; on fe contenta d'ordonner au bleffé quelques cuillerées d'une potion cordiale; ce fecours n'empêcha pas les foibleffes de devenir de plus en plus fréquentes: la fueur froide s'empara de tous fes membres; il périt quinze heures après la confultation. A l'ouverture de la poitrine, on trouva plus de fix livres de fang épanché.

Il n'eft pas difficile de fe rendre compte de l'infidélité des fignes connus de l'épanchement ; des difpofitions particulieres dans les organes qui font renfermés dans la poitrine peuvent aifément faire varier les accidens: par exemple, des adhérences du poumon avec la plevre, ou même avec le diaphragme, peuvent fe trouver formées de maniere que le fang épanché ne puiſſe plus ſe rendre ſur cette cloiſon, ni même ſur le médiaſtin, quelle que ſoit l'attitude où l'on place le bleſſé ; dès-lors les ſymptomes ne ſont plus les mêmes, & on ne peut pas prononcer avec confiance pour l'épanchement.

L'oppreſſion ou la difficulté de reſpirer, qu'on a également placées au rang des ſignes les plus certains de l'épanchement, en ont ſouvent impoſé. Ces accidens ne ſont pas toujours relatifs à la léſion des viſceres & des vaiſſeaux qui ſont contenus dans la poitrine, ils ne le ſont pas toujours à la quantité de la liqueur épanchée dans cette cavité ; ſi le ſang du bleſſé eſt très-raréfié lorſqu'il aborde au poumon, ſi l'air qu'il inſpire eſt chaud, ſa reſpiration devient entre-coupée & difficile, la capacité de la poitrine ſe trouve inſuffiſante, ſa dilatation devient plus ou moins laborieuſe, lors même qu'il n'y a point d'épanchement. Dans le cas, au contraire, où les vaiſſeaux du poumon ne contiennent que peu de ſang, par l'épuiſement général de la maſſe, lorſque les liqueurs ſont trop condenſées,

quoiqu'il y ait un épanchement considérable dans la poitrine, le bleffé
refpirera fans peine ; dans cette derniere circonftance, il n'exige point
des mufcles de fa poitrine les mouvemens qui font néceffaires pour une
forte infpiration : le diaphragme
n'eft point affujetti à des extenfions
ni à des contractions fortes, de façon
que le poids produit par la liqueur
épanchée fur cette cloifon, fe fait à
peine reffentir, & la refpiration en
conféquence femble ne rien coûter.
D'où il doit réfulter que les fignes,
qu'on a regardés jufqu'à ce jour
comme les plus certains de l'épanchement de fang dans la poitrine,
font très - équivoques, & capables
d'induire en erreur.

L'échimofe, dont j'ai parlé, n'a
point toutes les viciffitudes des fignes
connus de l'épanchement ; c'eft, s'il
m'eft permis de le dire, celui qui peut
conduire le plus furement à la découverte de la vérité ; la nouveauté &
l'importance de cette remarque fera
peut-être que les gens de l'art n'y auront pas autant de confiance qu'elle en
mérite ; peut-être auffi m'objectera-

t-on qu'il eſt poſſible de confondre cette échimoſe avec celles qui accom-pagnent ordinairement les différentes plaies, ou même avec celles que l'on peut ſe faire en tombant du côté bleſſé ſur quelque corps dur. J'oſe aſſurer qu'un chirurgien, pour peu qu'il ſoit attentif, ne pourra jamais s'y mé-prendre ; ces échimoſes ont, les unes & les autres, des caracteres ſi diſtinc-tifs que, ſi on les confondoit, la mé-priſe pourroit paſſer pour volontaire.

Lorſque les vaiſſeaux qui ont été ouverts dans le trajet d'une plaie, au lieu de verſer le ſang au-dehors, le laiſſent échapper dans le tiſſu cellu-laire qui les environne, il en réſulte ſans doute une échimoſe ; mais celle-ci ſe manifeſte peu de tems après l'accident : on voit clairement qu'elle prend ſon origine dans la plaie même, le plus communément elle ſe trouve dans ſa circonférence, ſa couleur eſt très-foncée, ordinairement elle eſt jaſpée de quelques points rouges.

Celle qui a pour cauſe un coup, une chûte ſur la poitrine, eſt de la même couleur que la précédente ; elle a d'ailleurs un accident particu-

lier qui l'accompagne ; en appuyant
le doigt fur les parties contufes, le
malade reffent une douleur vive, &
il avertit alors que c'eft là où le coup
a porté. Ces caracteres ne fe rencontrent point dans l'échimofe qui eft le
figne de l'épanchement de fang dans
la poitrine : celle-ci en a d'autres qui
lui font abfolument propres ; dans
quelque point de la circonférence de
la poitrine que foit la plaie, cette
échimofe eft toujours fituée dans le
même lieu, du côté où l'épanchement
exifte : elle fe forme vers l'angle des
fauffes côtes : elle prend fa direction
vers le carré des lombes ; on l'obferve
fouvent à la furface de ce mufcle :
fa couleur eft la même que celle des
taches qui paroiffent au bas-ventre
peu de tems après la mort, c-eft-à-
dire, d'un violet très-éclairci ; d'ailleurs ce figne ne fe manifefte point
dans le premier inftant, on ne l'apperçoit ordinairement que deux jours ou
environ après l'accident ; il eft quelquefois plus long-tems fans fe rendre
fenfible. On conçoit aifément que l'on
ne peut attribuer cette échimofe qu'à
l'infiltration du fang épanché; la partie

la

la plus fluide de cette liqueur, après avoir pénétré la plevre dans le point le plus déclive de la poitrine, échappe sans peine aux digitations que forment les attaches du diaphragme.

Ce n'est pas seulement dans les épanchemens de sang que l'on peut observer cette espece de suintement de l'humeur contenue dans la poitrine ; il a également lieu lorsqu'il se fait, dans cette cavité, un amas d'eau & de pus. Quoiqu'il n'entre point dans mon plan de traiter ici des signes de ces deux especes d'épanchemens, cette seconde vérité vient si naturellement à l'appui de celle que j'ai déjà établie, elle est d'ailleurs si importante par elle-même, que je n'ai pas cru devoir la passer sous silence.

Le 14 mai 1757, je vis dans un hôpital que l'on avoit confié à mes soins, un homme âgé de 50 ans ; il avoit eu une fievre rhumatismale, accompagnée d'un violent point de côté; quoique les accidens les plus graves eussent été combattus, & qu'on eût mis le malade au rang des convalescens, il lui restoit cependant une petite toux, le pouls étoit pres-

que toujours fébricitant , il lui pre-
noit affez fréquemment de légers frif-
fons , il éprouvoit auffi une gêne
confidérable dans la refpiration. D'a-
près un examen très-réfléchi de ces
différens fymptomes , je ne doutai
point que l'inflammation de la plevre,
qui avoit été la caufe premiere de la
maladie , ne fe fût terminée par la
fuppuration. Je favois que c'étoit le
côté gauche qui avoit été affecté ;
mais , malgré cela , je n'étois pas affez
fûr de mon pronoftic pour me déterminer fur le champ à ouvrir la poitrine ; en conféquence je me conten-
tai , à chaque vifite , de faire de nouvelles recherches. Le 21 j'apperçus
un peu d'élévation vers l'angle des
trois dernieres fauffes côtes ; j'ap-
pliquai fur cette partie des cataplafmes émolliens. Le lendemain je trouvai un œdème beaucoup plus fenfible , il n'y avoit point de fluctuation
décidée ; cependant j'efpérois qu'en
ouvrant cette efpece de tumeur, je
parviendrois à donner jour au pus ,
fur l'exiftence duquel les fignes
commémoratifs , ne me permettoient
pas d'avoir de doute. Auffi-tôt que

j'eus fait l'incision projettée, je reconnus que je n'avois pas attaqué le
foyer de la maladie ; à travers le peu
de sang que fournit cette plaie, l'on
voyoit découler du tissu cellulaire
engorgé une sérosité légérement purulente. Je ne crus pas devoir faire
d'autres recherches pour le moment,
je n'employai dans le premier pansement que de la charpie seche, & par-
dessus, le même cataplasme dont on
on avoit déja fait usage, & qu'on re-
nouvella trois fois dans le jour. Le
lendemain matin la partie la plus proé-
minente de la tumeur étoit sur les deux
vraies côtes inférieures ; l'incision que
j'avois faite la veille, avoit fourni une
assez grande quantité de sérosité jau-
nâtre ; les pansemens furent les mêmes
que le jour précédent, & je les conti-
nuai ainsi jusqu'au 26 du même mois.
Ce jour-là, au pansement du soir, je
découvris une tumeur sensible , accompagnée de fluctuation, entre la seconde & la troisieme des vraies côtes, en comptant de bas en haut ;
j'ouvris alors la poitrine avec confiance dans l'intervalle de ces deux
côtes : il sortit plus d'une pinte &.

demie de pus d'une couleur blanchâtre; j'introduifis mon doigt dans la poitrine; je rencontrai à la partie inférieure une adhérence très-forte, que je crus devoir ménager ; je plaçai dans l'ouverture une bandelette de linge éfilé; pendant les huit premiers jours il fortoit, matin & foir, une affez grande quantité de pus. Je fis ufage des injections déterfives, & le malade fut guéri fur la fin de juin.

. Ce fait n'eft pas le feul que je pourrois rapporter pour prouver que les épanchemens qui fe forment dans la poitrine, fe manifeftent le plus fouvent par une tumeur plus ou moins fenfible dans le tiffu cellulaire qui eft au-deffous de l'angle inférieur de cette cavité. J'ai rencontré trois autres fois ce même figne dans des malades qui font péris de pleuréfies terminées par fuppuration. Dans ces différentes occafions, on s'eft oppofé à l'opération que j'avois propofée ; je n'ai même pu obtenir de faire des recherches que dans l'un de ces cadavres; j'y trouvai plus de trois pintes d'une férofité purulente épanchée dans le côté gauche de la poitrine.

Si les faits que je rapporte ici ne sont ni assez clairement démontrés, ni en assez grand nombre pour m'autoriser à prononcer que l'œdème, dont je viens de parler, doit être regardé comme un signe de l'épanchement beaucoup plus certain que tous ceux qu'on a cru tels jusqu'à ce jour; si, sur ma propre expérience, je ne puis pas exiger des gens de l'art une confiance assez décidée pour établir ce point de doctrine, j'aurai du moins eu l'avantage d'indiquer la route qui peut conduire à la découverte d'une des plus importantes vérités qui aient jamais été reconnues en chirurgie.

Quoiqu'en général on paroisse croire qu'on peut prononcer, sans courir le risque de se tromper, sur l'existence d'un épanchement de pus & d'eau dans la poitrine, d'après les signes que tous les auteurs ont rassemblés, il est cependant vrai de dire qu'il est peu de questions sur lesquelles nos vues soient aussi bornées. Il ne suffit pas d'étudier dans les livres: c'est dans l'exercice de l'art que l'on apperçoit ce qui nous manque; c'est dans les fautes commises par des hommes éclairés que l'on peut puiser la véritable inftruction. On me pria, il n'y a pas encore long-tems, d'af-fifter à une opération de l'empiéme, elle avoit été décidée avant que j'euffe vu le malade ; le court récit qu'on nous fit de la maladie, & le tableau qu'on nous préfenta des accidens qui fubfiftoient depuis quelques jours, fembloient à la vérité ne pas per-mettre de douter de l'exiftence d'un fluide quelconque épanché fur le dia-phragme ; cependant l'iffue de cette opération, que l'on croyoit être fi fûrement indiquée, ne fervit qu'à prouver à ceux mêmes qui l'avoient décidée, qu'il étoit très-poffible de fe tromper. Rien fans doute ne s'op-pofe plus aux progrès de la chirur-gie que l'obfcurité dans laquelle on cherche à retenir des faits de cette nature ; ce n'eft que d'après des ob-fervations de ce genre que l'on peut apprécier les doctrines reçues.

Je ferois bien fâché fi l'on pen-foit que j'ai rapporté ce dernier fait par la raifon que je ne fuis pas l'ado-rateur des talens de celui dont le fuf-frage avoit déterminé le malade à fe laiſſer opérer ; je lui rends ce qui lui eſt dû : il avoit jugé conformément aux préceptes des meilleurs auteurs ; des fautes ſemblables doivent être plutôt attribuées à l'art qu'à ceux qui l'exercent.

D'ailleurs, ſi un événement ſemblable pouvoit intimider, ſi la mort de ce malade pouvoit donner de l'averſion pour une opération qui n'a déjà été que trop négligée, l'obſervation ſuivante, qu'on trouve dans le ſecond volume des mémoires de l'académie royale de chirurgie, prouvera ſon utilité, & aſſurera toujours à la chirurgie la préférence qu'elle mérite ſur toutes les reſſources que peut offrir la pharmacie contre les épanchemens. Quoiqu'il y eût plus de ſix pintes d'eau épanchée dans la poitrine d'un jeune eccléſiaſtique, des conſultans de réputation avoient cependant méconnu la cauſe des accidens pour leſquels on demandoit leur avis. Le malade auroit été perdu ſans reſſource, s'il n'avoit pas appellé à ſon ſecours celui des chirurgiens de Paris qui a le plus contribué à étendre la réputation de la chirurgie fran-

çoife, M. Morand, ce maître habile,
guidé par les fignes rationels, décida
qu'il y avoit épanchement : malgré
les oppofitions, il fe détermina à pratiquer l'opération de l'empiéme qui fut
fuivie du fuccès le plus éclatant.

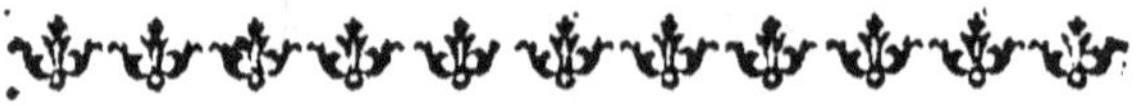

# DISSERTATION

## SUR

## *L'AMPUTATION*

## DES GRANDES EXTRÊMITÉS,

*Où , après avoir examiné les différentes méthodes propofées , on indique celle qui eft la plus fûre pour éviter la faillie de l'os.*

QUELQUE autorifé qu'on femble être à décrier une opération qui a pour but de priver un bleffé d'un de fes membres, on ne peut cependant difconvenir qu'il eft des circonftances où le chirurgien le plus inftruit & le plus prudent eft obligé d'avoir recours à l'amputation. S'il eft prouvé qu'on a fouvent abufé de cette reffource, il ne feroit pas difficile de démontrer auffi que quelquefois , faute de ce fecours, on a abandonné à une mort certaine des malheureux qu'il auroit été poffible deramener à la vie.

D v

L'art de conferver la partie blef-
fée eft fans doute plus cher à l'humanité que celui de mutiler ; on ne pourroit , fans injuftice, foupçonner la
chirurgie de nos jours de penfer autrement ; elle eft fi pénétrée de cette
vérité, qu'elle s'occupe plus en général des moyens d'éviter les opérations, que des opérations même. Mais
il n'en eft pas moins vrai de dire qu'un
chirurgien qui, par une fauffe prudence, & par une averfion trop décidée pour l'amputation , laifferoit
périr un bleffé que cette opération
auroit pu fauver, ne mériteroit pas
moins le nom de cruel que celui qui
auroit recours à ce moyen dans une
circonftance où l'art lui offriroit des
reffources plus douces & également
fûres.

Mon deffein n'eft point d'examiner,
dans cette differtation , les circonftances où l'amputation eft néceffaire,
ni celles où l'on peut s'en difpenfer.
Comme il m'a paru que des hommes
d'un très-grand mérite ne fe font dé-
clarés abfolument contre l'amputation, même dans les cas où nos plus
habiles maîtres l'ont jugée néceffaire,

que parce qu'ils y ont entrevu des accidens plus formidables que la maladie pour laquelle on la confeille, j'ai penfé que, pour combattre avec plus de fuccès leurs préjugés, il étoit effentiel d'examiner fi les accidens qu'on attribue à l'amputation, ne dépendent pas plutôt de la méthode d'opérer que de l'opération même.

Si les amputations avoient été plus fréquemment fuivies de fuccès, M. Bilguer & fon traducteur ne fe feroient point livrés à des déclamations auffi exagérées. Les fupputations qu'ils ont faites des bleffés qu'on a fauvés par des opérations plus longues, plus douloureufes & plus incertaines que des amputations faites méthodiquement, ne leur auroient pas permis de perfifter dans leur doctrine; ils n'auroient point mis au nombre de leurs fuccès la confervation de quelques membres, de la jouiffance defquels les bleffés ne s'apperçoivent que par la gêne qu'ils en éprouvent.

Il en eft des amputations comme de toutes les opérations de chirurgie: leur utilité ne peut être atteftée que par les avantages réels que les malades en retirent. Il n'eſt point de cas où l'on puiſſe conſeiller une opération qui expoſe celui qui la ſupporte, à des dangers auſſi certains que la maladie pour laquelle on la pratique.

Dans le tems où l'on ignoroit encore l'art de ſuſpendre le cours du ſang dans les extrêmités, où conſéquemment le plus grand nombre de ceux qui étoient expoſés à l'amputation périſſoient de l'hémorrhagie, l'on n'amputoit les membres que dans le cas du ſphacele. Cette doctrine, qui étoit fort ſage alors, s'eſt ſoutenue juſqu'au XVI<sup>e</sup> ſiecle. Celſe, Paul d'Ægine, Avicenne, Guy de Chauliac n'ont conſeillé cette opération que pour les membres qui étoient déja privés de la vie, & pour leſquels l'art n'offroit plus de reſſource. Une doctrine oppoſée n'auroit pas été digne de ces grands hommes.

Ce n'eſt qu'en perfectionnant les opérations qu'on peut ſe flatter d'en étendre l'utilité. Ce n'eſt qu'en prouvant que l'on peut éviter le plus grand nombre des accidens qui accompagnent ordinairement les amputations, qu'on peut démontrer que le fphacele n'eft pas le feul cas où l'on doive y avoir recours.

Depuis que Paré a imaginé d'appliquer à quelques travers de doigts au-deffus de la ligne où il faifoit la feƈtion des chairs, une bande très-ferrée pour s'oppofer à l'effufion du fang pendant l'opération, les accidens qu'on redoutoit dans les amputations n'ont plus été les mêmes. D'après cette premiere découverte, Paré conçut de nouvelles idées fur cette opération; il penfa qu'il y avoit beaucoup de cas où il feroit avantageux de faire la feƈtion dans les chairs vives, quoique la doƈtrine contraire eût été reçue de tous les tems; il penfa auffi alors qu'il feroit effentiel de trouver tout autre moyen que le cautere aƈtuel pour oblitérer les vaiffeaux ouverts par l'inftrument tranchant.

Son heureux génie, qui ne lui faifoit appercevoir de nouvelles difficultés que pour lui fuggérer de nouvelles reffources, toutes capables de hâter les progrès de l'art, lui fit imaginer d'avoir recours à la ligature des vaiſſeaux. Hippocrate & Gallien avoient quelquefois pratiqué cette opération pour s'oppoſer à l'hémorrhagie dans des plaies conſidérables ; mais Paré m'a paru être le premier qui en ait fait uſage dans les amputations.

Malgré cette marche rapide entre les mains d'un ſeul homme qui vivoit il y a près de deux ſiecles, la doctrine des amputations n'eſt cependant point encore arrivée à la perfection.

La difficulté qu'on éprouve à procurer une cicatrice ſolide, lorſque le moignon devient, pour ainſi dire, conique, & que l'extrêmité de l'os n'eſt recouverte que par des bourgeons charnus, la dure néceſſité où l'on eſt de faire une ſeconde amputation, lorſque l'os ſe trouve totalement dénué, les ſuites fâcheuſes dont ces différens accidens ſont le plus communément accompagnés, ont fait regarder, avec raiſon, la ſaillie de l'os comme un des plus grands inconvéniens qui puiſſent ſurvenir après l'amputation des grandes extrêmités. On a cherché, de tous les tems, le moyen de l'éviter ; mais il ne me paroît que trop certain que, sur ce point, les modernes n'ont pas été plus heureux que les anciens ; il semble que les différens préceptes donnés successivement, ne tendent qu'à la détérioration de l'art. Je croirois même ne rien dire de trop en assurant que les méthodes publiées avec le plus d'emphase, & auxquelles leurs propres auteurs ont prodigué les éloges les moins ménagés, sont également insuffisantes, & beaucoup plus fâcheuses que celles qui les avoient précédées.

Je me flatte donc que mes réflexions pourront contribuer aux progrès de la chirurgie, si, comme je l'espere, après avoir démontré les inconvéniens des différentes regles prescrites pour éviter la saillie de l'os, je parviens à donner une méthode beaucoup plus sûre & plus conforme aux principes de l'art, & par laquelle on pourra conséquemment sauver un plus grand nombre de blessés.

Paré s'étoit flatté d'éviter la saillie de l'os, après l'amputation, par un procédé très-simple ; il relevoit la peau & les muscles en haut, & les maintenoit ainsi assujettis pendant l'o-

pération, afin qu'elles puſſent recouvrir l'extrêmité des os, & qu'a-
près la conſolidation de la cicatrice
le cuir & les muſcles leur ſerviſſent
comme d'un couſſinet. Il y a tout
lieu de croire que l'expérience a démontré à cet auteur l'inſuffiſance de
ſa premiere méthode, & qu'il s'eſt
apperçu que les réſultats n'en étoient
pas tels qu'il l'avoit eſpéré, puiſque
pour parvenir à la même fin, & ſe
procurer le même avantage, il a conſeillé par la ſuite de faire promptement quatre points d'aiguille en croix
aux levres de la plaie qui, pour me
ſervir de ſes termes, doivent être
*profondans un doigt dans la chair*,
pour ramener plus ſûrement les parties des muſcles coupés ſur l'os. Si
les accidens qu'occaſionnent indiſpen-
ſablement cés points de ſuture, ne les
avoient pas fait abandonner depuis
long-tems, on trouveroit leur proſ-
cription dans l'excellent mémoire de
M. Pibrac, ſur l'abus des ſutures ; &
ſi l'on veut faire quelque attention au
principe de la réunion des plaies que
j'établirai, il ſera facile de ſe convaincre que ce moyen ne peut point

procurer l'effet qu'on femble en attendre.

Les languettes d'emplâtres agluti-
natives, que quelques auteurs ont recommandées au lieu des points de future, n'ont pas les mêmes inconvéniens; mais il eft prouvé d'après les
mêmes principes de la réunion, qu'ils
ont du moins celui de ne point remplir l'objet qu'on s'en étoit propofé;
il eft poffible, à leur faveur, de donner un peu plus d'extenfion aux tégumens ; mais les languettes n'auront
jamais aucun effet fur les mufcles.

M. Petit a adopté en quelque forte
le premier précepte de Paré; pour
donner à la peau encore plus de
longueur relative, il a recommandé
de ne comprendre, dans la premiere
fection circulaire, que la peau & la
graiffe, afin de conferver à ces parties
plus de longueur qu'aux mufcles, qui
d'après cette méthode ( à laquelle
on a donné le nom d'amputation en
deux tems ) doivent être coupés quelques lignes plus haut. Cette maniere
d'opérer a eu beaucoup de partifans;
le nom feul de deux grands hommes
qui s'en font difputé la découverte,

devoit suffire pour lui mériter la confiance des gens de l'art ; c'eſt auſſi celle qu'on a le plus accueillie dans nos écoles ; le plus grand nombre des praticiens de nos jours y ont encore recours.

Quoique je penſe , avec M. Louis , que cette méthode doive être rejettée , je ſuis bien éloigné de croire , avec lui , qu'en la pratiquant on court les riſques de conſerver trop de peau ; je ne penſe pas , comme il l'a avancé , que la peau dans ce cas là puiſſe ſe replier ſur elle-même , ſe flétrir & former un bourlet caleux qu'il faudroit recouper au niveau des chairs pour pouvoir cicatriſer la plaie. Cet auteur à la vérité a ajouté que ces cas ſont rares ; mais des faits rares ſont des exemples, & M. Louis auroit bien dû nous en rapporter un , n'eût-ce été que pour la rareté du fait ; rien n'eſt peut-être plus capable d'accréditer une mauvaiſe doctrine que de lui faire des objections ridicules. Les partiſans d'une erreur s'imaginent volontiers l'avoir juſtifiée, lorſqu'ils ſont parvenus à démontrer le faux des raiſons qu'on lui oppoſe.

Pour rejetter solidement l'amputation en deux tems , il devoit suffire de dire qu'elle exige un peu plus de tems, qu'elle procure essentiellement plus de douleur que la méthode ordinaire , & qu'à sa faveur l'on ne peut point se flatter d'éviter la saillie de l'os ; il seroit possible de rapporter en preuve de ce que j'avance, un assez grand nombre d'observations ; mais je me contenterai de rappeller celle qu'on trouve dans le second volume des mémoires de l'académie royale de chirurgie.

M. Veyret fit à une fille l'amputation de la cuisse ; pour éviter la saillie de l'os , il releva la peau le plus qu'il lui fut possible avant d'appliquer le lien avec lequel on l'assujettit; il ne comprit dans la premiere section circulaire que les tégumens, il les fit tout de suite relever pour couper les muscles plus haut par une seconde incision : on retira les chairs par le moyen de la compresse fendue, & il scia l'os le plus près qu'il lui fut possible des parties charnues : la ligature étant faite , il ramena sur l'os la peau & les chairs.

Malgré toutes ces précautions, l'os fit une saillie très - confidérable, il fe trouva dénué dans une affez grande partie ; de façon que M. Veyret, après avoir tenté en vain pendant un affez long tems de procurer l'exfoliation de cette partie du fémur, fe détermina à une feconde opération, dans laquelle il en emporta une portion de quinze lignes de longueur.

De toutes les méthodes données jufqu'à ce jour pour éviter la faillie de l'os, l'amputation à lambeaux eft fans doute celle fur laquelle on peut le plus compter : on eft fûr par ce moyen, de procurer aux os un couffinet qui les recouvre. Mais doit-on donner à cette maniere d'opérer, la préférence dans les cas ordinaires des amputations ? C'eft ce que je ne penfe pas, fi l'on compare les avantages de cette méthode avec les inconvéniens qui y font attachés. On conçoit aifément qu'elle eft au deffous des éloges qu'on lui a prodigués dans le premier inftant où MM. Verdiun & Sabourin l'ont publiée. D'après la defcription feule des procédés opératoires qu'on est obligé de suivre, l'on voit qu'elle est plus douloureuse, plus longue & plus embarraffante même que l'amputation en deux tems. Ces défauts font auffi réels que le plus grand nombre des avantages, que fes partifans ont cru y découvrir font chimériques. On s'eft imaginé trouver dans l'amputation à lambeaux l'ineftimable avantage de fe paffer de la ligature des vaiffeaux; mais les faits ont prouvé le contraire. M. de Garengeot ne dit pas précifement que le premier bleffé qu'il a opéré felon cette méthode, & auquel il n'avoit pas fait la ligature, foit péri d'hémmorrhagie; mais il confeffe qu'il eft mort, qu'il a perdu beaucoup de fang; & lorfque ce chirurgien a fait la même opération, il n'a pas négligé de faire la ligature des vaiffeaux. D'ailleurs, comme il eft certain que l'on ne devroit cet avantage qu'aux fortes compreffions que l'on eft obligé de faire fur le lambeau & le moignon, c'eft un reproche de plus que l'on peut faire à cette méthode d'amputer.

De tous les moyens que la chirurgie, tant ancienne que moderne, a propofés pour s'oppofer à l'hémor-rhagie dans l'amputation, je n'en con-nois point de plus fâcheux que la com-preffion. Le défordre qui arrive alors dans la circulation, le gonflement qui furvient infailliblement à la fuite d'une plaie auffi confidérable, feront prefque toujours des accidens mor-tels, toutes les fois que l'extrêmité de la partie amputée fera entourée & recouverte de bandages trop ferrés.

Les nouveautés font en général fi favorablement accueillies, que l'on n'héfite point à leur accorder des fuc-cès qui ne font dus qu'au hafard, ou à des circonftances fur lefquelles leurs auteurs n'ont jamais pu compter. Un homme à qui on avoit fait l'amputa-tion de la jambe fuivant la méthode ordinaire, fouffroit des douleurs cruelles, qui lui fembloient exifter dans le pied amputé; cet état fâcheux, joint à la gêne qu'il éprouvoit de cette jambe, qui n'avoit été coupée qu'à quelques travers de doigt au-deffus de la malléole, le determi-nerent à avoir recours à une feconde amputation : elle lui fut faite felon la méthode de Verduin, & elle eut tout le succès qu'on pouvoit en attendre ; le blessé ne ressentoit plus aucune de ces douleurs sympatiques, & il guérit parfaitement.

Quoiqu'il ait été attesté par des faits que les douleurs sympatiques existent également après l'amputation à lambeaux, Verduin s'est cependant cru autorisé à avancer que ceux qui étoient opérés selon sa méthode, n'éprouvoient point de douleurs de ce genre. Ce fait lui a suffi pour accorder un aussi grand avantage à sa découverte. Les exemples de cet enthousiasme ne sont pas rares.

M. Louis a été si pénétré des inconvéniens des différentes méthodes d'amputer dont je viens de parler, il a été si persuadé de leur insuffisance pour éviter la saillie de l'os, qu'il s'est déterminé à nous donner trois dissertations sur cet objet important.

Si je me permets l'examen de ces ouvrages, si je suis obligé de prouver que le plus grand nombre des principes qu'ils contiennent, & que ceux sur-tout dont M. Louis semble faire le plus de cas, ne sont pas à beaucoup près aussi solidement établis qu'il se l'est imaginé, je proteste que mon intention n'est point de le troubler dans la douce jouissance des éloges qu'il nous a assuré avoir recueillis de ce travail. Le bien de l'humanité & les progrès de l'art sont les seuls motifs qui m'y engagent ; il ne faut rien moins que des prétextes aussi légitimes pour m'autoriser à combattre une doctrine que son auteur a annoncée par le préambule suivant.

« Ce que j'ai avancé pour éclaircir
» des questions aussi intéressantes, a
» changé la face de la chirurgie sur
» une opération que je croyois avoir
» été trop négligemment soumise à
» des préceptes généraux. Le juge-
» ment favorable que des hommes
» d'un mérite distingué ont porté sur
» mon travail, l'adoption que des
» chirurgiens célebres ont faite dans
» l'éxercice de l'art, la préférence
» que des auteurs ont donnée dans
» leurs ouvrages à la doctrine que j'ai
» établie, l'accueil que des juges
» éclairés & impartiaux ont fait à ce
» que j'ai été forcé d'opposer aux cri-
» tiques qu'ont essuyées mes remar-
» ques sur les amputations, ne m'en-
» pêchent

« pêchent pas de ne voir aujourd'hui
» dans mes premieres recherches,
» qu'un essai que des observations
» multipliées devoient perfectionner.
» Les campagnes que j'ai faites dans
» la derniere guerre, en qualité de
» chirurgien consultant de l'armée du
» roi en Allemagne, m'ont fourni
» plusieurs occasions d'apprécier les di-
» verses opinions ».

M. Louis a eu assez de zele pour
vaincre sa modestie au point de la
réduire au silence dans un instant où
elle a dû avoir tant à souffrir ; il ne
sera point étonné que je m'en trouve
assez pour opposer des raisons que je
crois solides, au jugement de ces hommes d'un mérite incontestable que je
n'ai point l'honneur de connoître; pour
m'élever contre l'opinion de ces chirurgiens célebres dont M. Louis a pris
soin de taire le nom ; pour prouver
aux auteurs distingués qui ont adopté
dans leurs ouvrages sa doctrine, qu'ils
ont fait un mauvais choix ; pour démontrer à ces juges impartiaux, dont
je n'ai jamais entendu parler, qu'ils
doivent se rétracter de leur prononcé; pour faire voir enfin à M. Louis

lui-même, qu'il n'a point profité des occasions que lui ont fournies les campagnes qu'il a faites en qualité de chirurgien conſultant du roi; que l'art ne peut que perdre au changement de face qu'il a procuré à la chirurgie, & qu'il n'a pas plus connu les cauſes de la ſaillie de l'os que les moyens d'y remédier.

M. Louis trouvera ſans doute les propoſitions que je viens d'avancer trop hardies, peut-être même téméraires : je le ſupplie de croire que je ne les aurois point hazardées, ſi le plan de mon travail ne l'avoit exigé, & ſi je n'étois forcé d'en venir à la démonſtration.

## *Cauſes de la ſaillie de l'os, ſelon M. Louis.*

L'amputation de la cuiſſe eſt celle où la ſaillie de l'os a le plus fréquemment lieu; c'eſt auſſi celle que M. Louis a choiſie pour faire une application plus ſenſible de ſes principes, voici comme il rend raiſon, dans ſes deux premieres diſſertations, des cauſes de cet inconvénient.

« Il n'y a, dit-il, que le mufcle cru-
» ral qui foit fixé à l'os dans toute fon
» étendue ; mais ce mufcle eft très-
» mince. Ses fibres font courtes &
» convergentes à fon axe qui eft paral-
» lele à celui de l'os. Les mufcles vaftes
» internes, vaftes externes & le triceps
» ont auffi des adhérences au fémur,
» mais ils n'y font attachés que par
» leur bord inférieur : le plan de ces
» maffes mufculaires eft libre, affez
» large & par conféquent capable de
» changer de direction & de faire des
» replis après leur fection ; tous les
» autres mufcles font féparés les uns
» des autres, de même que les précé-
» dens, par le tiffu cellulaire ; il n'y
» en a aucun qui, dans fa direction,
» foit parallele à l'axe du fémur ; tous
» le coupent par des angles plus ou
» moins aigus : delà il arrive, con-
» tinue M. Louis, que quand les muf-
» cles font divifés ils changent de di-
» rection, & rien ne les maintient
» pour former une furface égale à
» l'extrêmité du moignon ».

M. Louis s'explique encore plus
clairement fur les caufes de la faillie
de l'os, en parlant de l'amputation

du bras, au second paragraphe de
son mémoire sur les amputations des
grandes extrêmités.

« L'os du bras, dit - il, depuis sa
» partie moyenne jusqu'à l'inférieure,
» est couverte de muscles qui y sont
» adhérens; & l'action de ces muscles
» est directe & parallele à l'axe de l'os,
( Cette proposition n'est pas exacte.)
» Il n'en est pas de même, ajoute-t-il,
» de la cuisse; la plupart des muscles
» qui en forment le volume, ou ne
» font point adhérens à l'os, ou ne le
» font que par de très-petites surfaces :
» leur direction d'ailleurs n'est point
» parallele à l'axe du fémur ; ainsi,
» dès que les muscles seront coupés,
» ils doivent s'en éloigner beaucoup
» moins, à cause de leur rétraction,
» que par leur changement de situation
» par rapport à l'os, parce qu'en se
» retirant ils tendent au parallélisme ».

Si ces hommes d'un mérite distingué, ces chirurgiens célebres, qui ont
accueilli si favorablement les idées de
M. Louis sur les causes de la saillie
de l'os, s'étoient rappellé les premiers élémens de la géométrie, ils
auroient facilement apperçu que

M. Louis fembloit n'emprunter fon langage que pour fe trouver en contradiction avec les premiers principes; ils auroient vu que, puifqu'il eft vrai même, felon M. Louis, que les mufcles qui environnent l'os de la cuiffe, *le coupent par des angles*, il n'étoit pas poffible que leur tendance au parallélifme, lorfqu'ils font divifés, pût produire la faillie de l'os : cette erreur eft du nombre de celles qu'on peut démontrer aux yeux. S'il n'y avoit pas d'autre caufe de cet inconvénient que le changement de direction, cette tendance au parallélifme, l'amputation de la cuiffe où la faillie de l'os a lieu le plus ordinairement, feroit celle où il faudroit le moins de précaution pour éviter cet accident.

Il eft démontré en géométrie que de deux lignes qui partent d'un même plan pour fe rendre au même point, celle qui coupe l'autre eft effentiellement plus longue; il eft également démontré que toute ligne qui en coupe une autre ne peut pas être ramenée au parallélifme fans acquérir plus de longueur relative, & que la ligne qui

coupe ainſi dépaſſera plus ou moins
la ligne coupée , à raiſon de ce que
l'angle étoit plus ou moins obtus.
Il eſt donc évident , d'après ceci ,
que ſi, comme je l'ai déjà dit, les
muſcles de la cuiſſe n'avoient d'autres
dérangemens que la tendance au pa-
ralléliſme , que ce dérangement fût
le plus conſidérable auquel ils fuſſent
aſſujettis, ainſi que l'a avancé M. Louis,
ce ſeroient les muſcles qui dépaſſe-
roient l'extrêmité de l'os , & non pas
l'os qui feroit ſaillie : ce ſeroit, dis-je,
ceux des muſcles dont l'extrêmité ſe
trouve toujours à la baſe du cone que
forme le moignon , qui en feroient la
pointe , & qui s'avanceroient le plus.
Il eſt donc de toute évidence que M.
Louis a pris , pour cauſe de la ſaillie
de l'os , ce qui produit un effet diamétralement oppoſé.

Ce même auteur nous a aſſuré en
outre, qu'en voyant les choſes de très-
près, il s'étoit apperçu que les muſcles
faiſoient des replis lorſqu'ils étoient
coupés. Le plus grand nombre de
maſſes charnues qui environnent la
cuiſſe, ſont libres pour leur mouvement ; le tiſſu cellulaire qui les main-

tient unies ensemble, leur permet de
fe raccourcir & de s'alonger; mais
ce même tiffu cellulaire remplit fi
exactement l'efpace qui fe trouve
entre les différens mufcles, la peau
par fon propre reffort les tient tous fi
exactement rapprochés les uns des
autres, qu'il leur eft abfolument im-
poffible de fe replier : ils fe réduifent
à leur longueur donnée auffi-tôt qu'ils
font divifés ; mais il eft de toute impoffibilité qu'ils fe reployent. Qu'il
me foit donc permis d'affurer à M.
Louis, que dans les occafions même
où il nous a dit avoir vu les chofes de
très-près, il n'a pas toujours bien obfervé. D'ailleurs, les replis auroient-
ils lieu, comme il l'a fuppofé, ce feroit
fans fondement qu'on les placeroit au
rang des caufes inévitables de la faillie de l'os ; il ne pourroit certainement y avoir aucune difficulté à les
effacer & à les étendre pour en recouvrir l'extrêmité du moignon.

Si ce que je viens de dire n'étoit
pas fuffifant pour prouver que M.
Louis n'a point reconnu les caufes
de la faillie de l'os dans fes deux premieres differtations, j'en trouverois

E iv

une preuve bien décisive dans le
dernier ouvrage qu'il a publié fur
cette même queſtion , auquel il a
donné pour titre : *Nouvelles Obſerva-*
*tions ſur la rétraction des muſcles après*
*l'amputation de la cuiſſe , & ſur les*
*moyens de la prévenir.* Ici il dit bien po-
ſitivement que l'on ne peut pas douter que la rétraction des muſcles ne
ſoit la cauſe de la ſaillie de l'os ; dans
les précédentes diſſertations , il a
avancé , avec la même confiance ,
que les muſcles coupés doivent s'é-
loigner de l'os beaucoup moins , à
cauſe de leur rétraction, que par leur
tendance au parallélifme. Tout ceci
ſans doute ne feroit point une contradiction , ſi, en changeant d'opinion ,
M. Louis avoit confeſſé que ſes premieres idées ſur la tendance au parallélifme n'étoient qu'une erreur à laquelle il s'étoit trop livré; mais ſa
tendreſſe paternelle pour toutes ſes
productions ne lui a jamais permis de
pareils aveux. Au riſque de s'expoſer
aux reproches fondés que devoit lui
mériter une contradiction auſſi frappante , il a préféré de commencer ſon
dernier mémoire par un compliment

adreffé à fes premieres idées. « La ma-
» tiere que je me propofe de traiter,
» dit-il, a déjà été le fujet de mes réfle-
» xions ; une differtation fur la faillie
» de l'os après l'amputation des mem-
» bres, dans le fecond tome des mé-
» moires de l'académie royale de chi-
» rurgie, expofe fpécialement les cau-
» fes de cet inconvénient, & ce qu'on
» peut faire pour y remédier ». Ce qu'il
y a de plus malheureux pour cet
auteur, c'eft que les caufes de la faillie de l'os ne fe trouvent pas plus
renfermées dans l'une que dans l'autre
de ces propofitions, quoiqu'elles foient
contradictoires. J'ai prouvé tout le
faux de fon raifonnement fur la tendance au parallélifme ; je prouverai
également, en parlant de la réunion des
plaies, qu'il ne peut point y avoir de
rétraction fecondaire dans les mufcles
divifés : je crois donc pouvoir me
difpenfer d'entrer dans de plus longs
détails fur cet objet, je vais examiner fi M. Louis a été plus heureux
dans le choix des moyens qu'il indique pour éviter la faillie de l'os ;
c'eft fans doute le point le plus important pour les malades.

E v.

*Méthode d'amputer, décrite dans le premier Mémoire de M. Louis.*

« Si, dans l'amputation de la cuisse,
» dit cet auteur, on veut prévenir la
» saillie de l'os, inévitable malgré
» toutes les précautions qu'on a indi-
» quées jusqu'ici, il faut avoir celle
» d'ôter la ligature qui affermissoit les
» chairs; dès que la section des parties
» molles sera faite, les muscles mis en
» liberté se retireront sur le champ,
» ils changeront de situation; on pour-
» ra alors retirer les chairs avec la
» compresse fendue, porter le bistou-
» ri sur le crural, & couper le point
» d'adhérence des vastes & du triceps
» à l'épine postérieure du fémur; par
» ce moyen on pourra très-facilement
» scier l'os trois travers de doigt plus
» haut que le niveau des chairs af-
» fermies par la ligature ».

Il n'est pas difficile de reconnoître, que la méthode de M. Louis n'a jamais été le fruit de l'observation. Quel sens voudroit-il qu'on attachât à ces mots ? *L'on pourra porter le bistouri sur le muscle crural, & couper le point d'ad-*

hérence des vaftes & du triceps ! Que
fignifie porter un biftouri fur un mufcle ? Quel doit être le fort de cette
portion du crural fur laquelle l'on
aura porté l'inftrument, fi elle refte attachée à l'os ? De quelle utilité peut-il
être d'aller détacher au-delà le point
d'adhérence des vaftes ? Comment enfin fera-t-il poffible, d'après un pareil procédé, de fcier l'os trois travers de doigt plus haut que dans la
méthode ordinaire ?

Ce qui donne un air de nouveauté
à cette méthode, c'eft le précepte
d'ôter la ligature qui affermiffoit les
chairs, dès que la fection des parties
molles fera faite. M. Louis n'a rien négligé pour donner à cette remarque beaucoup d'importance ; il a cherché à la
faire valoir dans plufieurs endroits de
fes trois differtations : nos maîtres à la
vérité n'ont point parlé de cette précaution ; mais il n'ont pas dit auffi
qu'il fallût laiffer le lien ; ce détail
leur auroit paru trop minutieux pour
y entrer. L'ufage de cette bande eft
d'affermir les chairs pendant qu'on les
divife ; dès que la fection circulaire eft
parachevée, elle devient inutile. J'ai

toujours vu les praticiens s'en débar-
raſſer avant d'appliquer la compreſſe
fendue. La remarque de M. Louis
n'eſt donc qu'une futilité qu'il a voulu transformer en précepte. Perſonne
n'a dit encore qu'il fallût ôter le couteau courbe, lorſque la diviſion des
parties molles eſt faite; l'on n'a point
recommandé d'ôter la compreſſe fendue, lorſque l'os eſt ſcié, pour pouvoir faire la ligature des vaiſſeaux.
Les auteurs ont bien fait obſerver
qu'il falloit lâcher le tourniquet,
après la ligature des vaiſſeaux, pour
voir s'il n'y avoit point quelques arteres qui donnaſſent du ſang; mais
ils n'ont point dit qu'il fallût ôter le
tourniquet lorſqu'il n'y avoit plus
lieu d'appréhender l'hémorrhagie. Il
ſeroit plaiſant de voir un écrivain de
nos jours s'élever contre ces omiſ-
ſions, & s'ériger ainſi en réforma-
teur? Puiſqu'il eſt évident que la
bande qui affermit les parties molles,
s'oppoſe à l'effet de la compreſſe fendue, eſt-il poſſible de ſuppoſer que
nos maîtres, qui ont recommandé l'u-
ſage de cette compreſſe pour relever
les chairs afin de ſcier l'os le plus haut

poffible, ne fe foient point apperçus de l'obftacle que ce lien formoit à leur intention ?

M. Louis a preffenti la force de ce raifonnement. Pour mieux faire ob-ferver toute l'utilité de fon précepte, il n'a point héfité d'avancer que, dans la méthode reçue d'opérer, la com-preffe fendue n'étoit pas abfolument néceffaire, parce que, dit-il, l'on fcie l'os au niveau des chairs affermies par la ligature.

Où M. Louis a-t-il pris que la mé-thode d'amputer fût telle qu'il l'avance ici ? Si fes maîtres lui ont enfeigné ainfi, ils ont eu tort ; mais depuis qu'il s'érige en maître lui-même, il auroit dû fe défabufer. Comment n'a-t-il pas prévu à quel point une propofition de cette efpece doit diminuer de la ré-putation de celui qui l'a hafardée ? Prefque tous les auteurs qui ont décrit le manuel des amputations, ont recommandé de fe fervir de la com-preffe fendue pour relever la peau & les mufcles, afin de pouvoir fcier l'os plus haut que le niveau des chairs. La méthode de Celfe a été fuivie dans ce point long-tems avant qu'il eût

plu à M. Louis de la renouveller.
Fabrice d'Aquapendente, Dominique
Rulin n'ont point donné d'autres préceptes que ceux de Celſe; ils nous les
ont même tranſmis plus fidélement
que M. Louis. Pigray dit qu'après
avoir coupé les chairs tout autour de
l'os, il faut prendre un linge fendu
pour tirer les chairs vers le haut, afin
de couper l'os le plus haut qu'on
pourra.

Au lieu de compreſſe, Fabrice de
Hildan ſe ſervoit d'une eſpece de
manche dont il nous a donné la deſcription ; cette manche a, ſelon lui,
trois uſages. 1°. Elle s'oppoſe à l'ef-
fuſion du ſang, & elle permet en
conſéquence au chirurgien de choiſir
avec plus de préciſion le lieu où il
doit ſcier l'os. 2°. Elle ſert à relever
ſans peine les muſcles & la peau; ce
qui fait qu'après l'opération les parties recouvrent l'extrêmité des os &
procurent une cicatrice plus prompte.
3°. Enfin elle garantit les parties molles des dents de la ſcie. *Uſus autem
manichæ triplex eſt : primò enim ſan-
guinis impetum cohibet, ita ut chirurgus
multò meliùs videre poſſit quonam in*

*loco apponenda sit serra: secundò æqua-*
*liter & parvo quidem cum negotio muf-*
*culos & catem sursùm trahit, quæ, factâ*
*operatione, iterùm defcendit, extremita-*
*tefque offium cooperit atque ut truncus*
*faciliùs cicatrice obduci poffit : efficit*
*tertiò ne serra carnem attingat atque*
*dilaceret, impedit.*

Voilà ce que dit Hildan lorfqu'il
parle des amputations en général ;
mais lorfqu'il décrit les amputations
de la cuiffe en particulier, il recommande l'ufage de cette manche avec
beaucoup plus de foin, & il infifte
encore davantage fur la néceffité de
fcier l'os plus haut que le niveau des
chairs coupées. *Cùm primùm caro ad*
*os ufque abciffa fuerit, videat minifter*
*carnemque æqualiter in altum trahat,*
*ut chirurgus os altiùs carne amputare*
*cicatricemque firmiorem & temporius in-*
*ducere poffit.*

Heifter recommande expreffément
de fe fervir de la compreffe fendue
pour relever les chairs, afin de fcier
l'os beaucoup plus haut : *offa que al-*
*tiùs refecari queant.* Il ajoute encore à
cela le précepte de le fcier le plus près
qu'il fera poffible des chairs qu'on a

relevées : *proximè juxtà carnem surfûm retractam os refcindatur.*

M. de Garengeot s'exprime à peu près de la même maniere. M. Duvilier * n'a jamais oublié ce précepte dans fes démonftrations. Il y a plus de vingt ans que j'ai vu faire des amputations par mon pere : je me rappelle qu'auffi-tôt que la fection des parties molles étoit faite, il ôtoit la ligature qui les affermiffoit, il relevoit les chairs avec la compreffe fendue, il féparoit celles qui étoient adhérentes à l'os, & il le fcioit le plus près qu'il lui étoit poffible de cette compreffe. Il eft donc évident que M. Louis n'a point donné de nouvelle méthode : n'eft-il pas prouvé auffi que le manuel des amputations, que j'ai rapporté d'après fa premiere differtation, eft le moins intelligible & le plus défectueux de tous ceux que nous avons eus jufqu'à ce jour ? Cet auteur à la vérité a jugé la queftion affez importante pour mériter des détails plus circonftan-

* Chirurgien-major de l'hôpital royal de la marine de Rochefort, homme digne d'une haute réputation,

ciés ; il s'en est occupé au premier paragraphe de son mémoire sur les amputations des grandes extrêmités : il a eu du moins ici l'art de rendre sa doctrine intelligible. Après avoir décrit la maniere usitée de placer le malade, & de faire la section des parties molles, il dit : « Si l'on a le » soin d'ôter la ligature, les muscles » étant coupés, se retireront & » changeront de situation, suivant la » différence de leur direction : on aura » alors la liberté de couper avec un » petit bistouri le muscle crural qui » est fixément attaché sur le fémur ; » on détachera sur la même ligne les » autres portions musculeuses qui ont » des adhérences à la crête posté- » rieure, & on incisera le périoste.

» Les raisons de préférence de » la méthode d'amputer la cuisse, » telle que je viens de l'exposer, » sont susceptibles d'être démon- » trées intuitivement : je l'ai fait en » présence de plusieurs personnes » capables d'en juger. Le renouvel- » lement de cette façon de pratiquer » l'amputation sera aussi utile aux » blessés qu'honorable à la chirurgie.

» Le renouvellement ( ajoute-t-il )
» car cette méthode eſt tres-ancienne,
» la premiere deſcription qui ait été
» donnée du manuel de l'amputation
» des membres, eſt faite ſur ce prin-
» cipe que nous n'avons fait qu'ex-
» poſer avec plus d'étendue, pour lui
» donner plus de clarté. Voici com-
» ment s'exprime Celſe ( ajoute-t-il
» encore) à cette occaſion: *Inter ſanam*
» *vitiatamque partem incidenda ſcalpello*
» *caro uſque ad os reducenda ab eo ſana*
» *caro, & circà os ſubſecanda eſt, ut eâ*
» *quoque parte aliquid oſſis nudetur; dein*
» *id ſerrulâ præcidendum eſt quàm proxi-*
» *mè ſanæ carni etiam inhærenti.*

Il eſt ſans doute déſagréable de
paroître s'appeſantir ſur les mépriſes
d'un auteur dont on diſcute les ouvrages. Après avoir déjà prouvé que les
préceptes de M. Louis ne ſont pas
toujours conformes aux principes
qu'il admet ; après l'avoir convaincu
de faire quelquefois des applications
peu juſtes des autorités dont il s'é-
taie, j'aurois deſiré pouvoir me diſ-
pènſer de lui reprocher encore ici de
n'avoir point entendu le texte de
Celſe, qu'il croit conforme à la mé-

thode d'amputer qu'il nous a donnée ; mais l'honneur de l'art & le bien de l'humanité exigent que j'entre dans des détails fur ce point, & que je faffe voir enfin que la méthode du plus éloquent des médecins Romains, & celle de M. Louis, fecretaire de l'académie royale de chirurgie, fe reffemblent fi peu dans le point le plus important, qu'on pourroit fans exagération avancer que ces deux auteurs font dans la contradiction la plus parfaite. Cette méprife eft d'autant plus furprenante, je conçois auffi que ce reproche doit être d'autant plus fenfible à M. Louis, que c'eft à l'occafion de ce même texte qu'il a accufé feu M. Petit le médecin de défaut d'intelligence, & qu'il a reproché à M. Sharp de n'y avoir vu qu'une lueur qui l'a étonné.

Dans les amputations, Celfe veut qu'après avoir coupé circulairement jufqu'à l'os, on releve les chairs, & qu'on détache de l'os celles qui lui font adhérentes, afin qu'il fe trouve découvert au niveau des mufcles retirés ; il recommande auffi de fcier l'os le plus près qu'il eft poffible des chairs qui lui font adhérentes : *Incidenda scalpello caro usque ad os reducenda ab eo sana caro, & circà osssubsecanda est, ut eâ quoque parte aliquid ossis nudetur: dein id serrulâ præcidendum est quàm proximè sanæ carni etiam inhærenti.*

Je ne pense pas que cette méthode de Celse soit toujours suffisante dans l'amputation de la cuisse, pour donner au moignon une forme obtuse ; mais je crois qu'en la pratiquant ainsi, l'on sera sûr que l'extrêmité de l'os ne restera pas parfaitement dénuée.

Si quelques points différencient la méthode de Celse des méthodes ordinaires, c'est sans doute par la recommandation qu'il fait de conserver la portion des muscles qu'on apperçoit & qui sont adhérens après la contraction des autres muscles ; & c'est précisément cette portion des muscles que M. Louis recommande de retrancher : *après avoir enlevé les chairs, dit-il, on se servira d'un petit bistouri, & l'on aura la liberté de couper au-dessus du niveau des chairs retirées, le muscle crural qui est fixément attaché sur le fémur.* Il n'y a cependant pas

un mot dans le latin de Celfe, qui
ne dépofe contre cette erreur de M.
Louis. Si Celfe eût voulu qu'on re-
tranchât les chairs que les autres mufcles laiffent à découvert lorfqu'ils
font relevés, il n'auroit certainement
pas recommandé de faire la premiere
fection circulaire jufqu'à l'os, *incidenda fcalpello caro ufque ad os;* il feroit
fort inutile de comprendre dans la
premiere fection le crural & les autres portions des mufcles qui font adhérens au fémur, s'il falloit les couper une feconde fois. D'ailleurs Celfe,
qui favoit beaucoup mieux le latin
que moi, & fûrement auffi bien que
M. Louis, n'auroit point employé le
verbe *fubfecare;* il eût dit *circà os fe-
canda.* Les verbes compofés font à la
vérité pris quelquefois pour leur
verbe fimple; mais la vraie fignification de *fubfecare* eft, *couper en deffous:*
or, couper les chairs en deffous tout
autour de l'os, *circà os fubfecanda,* c'eft
le détacher, & non pas le retrancher,
ainfi que l'a prefcrit M. Louis. Si cet
écrivain n'eût fait qu'une mauvaife
traduction, je lui en aurois fait grace;
mais cette méprife l'a conduit à une

erreur de doctrine trop confidérable ;
il eft trop important pour l'honneur
de l'art de faire obferver que, dans
l'inftant même où M. Louis s'eft flatté
de donner plus de clarté aux préceptes
de Celfe, il en a obfcurci ce qu'il y
avoit de plus lumineux & de plus intéreffant. La portion du crural, que
Celfe veut qu'on conferve exactement, couvre en partie l'extrêmité
de l'os ; elle s'applique fur une partie
de fon diametre où la fcie a paffé ;
elle garantit de l'impreffion de l'air
l'os lui-même, les humeurs & les
différentes parties qu'il contient dans
fes cavités ; elle contribue beaucoup
à rendre l'exfoliation *moins fenfible*,
& à accélérer la formation de la cicatrice. Tels font les avantages réels de
la méthode de Celfe, qu'on ne peut
trop eftimer. Si en effet cet auteur
avoit recommandé de couper cette
portion du crural, quels feroient donc
les avantages de fa méthode ? En quoi
différeroit-elle des regles ordinaires
& décrites dans nos auteurs ? Comment enfin M. Louis a-t-il pu s'arro-
ger le mérite d'avoir renouvellé la
méthode de Celfe, tandis qu'il eft

démontré qu'il eft de tous les auteurs qui ont rapporté ce texte, celui qui l'a le moins entendu ?

Après avoir prouvé que les idées de M. Louis fur les caufes de la faillie de l'os, & que fes préceptes pour éviter cet accident n'ont point fait changer de face à la chirurgie, il me refte à examiner fi les faits de pratique dépofent en faveur de fa doctrine, ou fi, comme je le penfe, ils juftifient ce que je viens d'avancer contre fa théorie.

Des chirurgiens très-inftruits s'étoient laiffés féduire par le ton d'affurance qui regne dans les ouvrages de M. Louis, & par la confiance que devoit mériter à fes differtations la place qu'elles occupent dans les recueils des mémoires de l'académie royale de chirurgie, dont les trois premiers volumes ont été fi généralement eftimés.

Peu de temps après que le mémoire fur les amputations des grandes extrêmités fut connu, M. Pouteau, très-célebre chirurgien de Lyon, fe trouva dans le cas de faire l'amputation de la cuiffe à un homme de quarante ans; il fuivit exactement les regles que

M. Louis prefcrit ; auffi-tôt qu'il eut
fait l'incifion des téguniens & des
chairs, il ôta la ligature qui les avoit
affermies pendant l'incifion : il dénua
l'os à la hauteur de deux travers de
doigts : il le fcia le plus près qu'il fut
poffible des chairs adhérentes ; après
quinze jours de panfement, il vit que
l'os débordoit les chairs, ce qui aug-
menta encore pendant huit jours ; la
cicatrice recouvrit cependant l'os,
mais le moignon eft refté pointu.

Quelques mois après, M. Puy fit,
à l'hôtel-dieu de Lyon, l'amputation
de la cuiffe à un homme ; il ne négli-
gea aucun des préceptes de M. Louis :
cependant, après un mois de panfement on fut obligé de recouper l'os
au niveau des chairs ; la faillie aug-
menta encore après cette feconde
opération, & on auroit été obligé
de fcier une troifieme fois, fi le malade n'étoit pas mort. M. Pouteau,
auffi généreux citoyen que chirurgien inftruit, n'a point cru devoir
étouffer les reproches que lui méritoit fa trop grande confiance dans les
enfeignemens de M. Louis ; fon attachement a fon état ne lui a point

permis

permis de taire ces deux faits : il les a publiés, dans ses mêlanges de chirurgie, avec cette franchise qui ne se rencontre que dans les hommes éclairés.

Quelque concluantes que soient ces deux observations contre la prétendue nouvelle méthode, elles n'ont point paru telles à M. Louis : en donnant ses nouvelles observations sur la rétraction des muscles après l'amputation de la cuisse, & sur les moyens de la prévenir, il a assuré très-sérieusement que si M. Pouteau eût suivi la méthode ordinaire, le malade, qui fait le sujet de la premiere observation, auroit eu un moignon plus pointu, & qu'il auroit éprouvé des accidens plus fâcheux. Rien de plus satisfaisant fans doute qu'une réponse de cette espece.

M. Pouteau, en rendant compte dans une lettre particuliere, adressée à M. Louis, de tous les évenemens qui avoient accompagné ces deux opérations, étoit entré dans des détails des causes qui avoient exigé l'amputation ; il lui avoit fait observer que les muscles de la cuisse.que

M. Puy avoit amputée, étoient comme dilléqués par une fuppuration
très-abondante, qu'il ne reftoit entre
les mufcles que quelques brides qu'on
fut obligé de couper pour détruire
les finus & les clapiers qu'elles formoient. C'eft dans ces mêmes détails
que M. Louis a trouvé la caufe des
accidents finguliers qui font furvenus
à ce malade. Comme la fuppuration,
dit-il, avoit détruit le tiffu cellulaire
qui lie les mufcles les uns aux autres,
rien ne les contenoit; dès-lors la faillie de l'os devoit être confidérable.

Si M. Louis avoit eu des idées plus
juftes de la rétraction des fibres mufculaires, il n'auroit point vu dans la
deftruction du tiffu cellulaire la caufe
de ces faillies récidivées; lorfque le
tiffu cellulaire s'enflamme, il peut
fixer les mufcles, & s'oppofer à leur
mouvement; mais comme, dans l'état
ordinaire, ce même tiffu cellulaire
permet aux fibres charnues toute la
contraction dont elles font capables,
on ne peut pas raifonnablement
fuppofer qu'elles puiffent être affujetties à une plus grande contraction
lorfqu'elles s'en trouvent féparées,

M. Louis d'ailleurs ne se seroit point livré à cette méprise, s'il avoit voulu relire ce qu'il avoit écrit quelques pages auparavant; il auroit senti que, sans se trouver dans la contradiction la plus frappante avec soi-même, on ne peut pas, comme il l'a fait, soutenir d'un côté *que la destruction du tissu cellulaire est la cause de la rétraction des muscles*, & dire en même tems que, sans renoncer aux connoissances les plus certaines qu'on a du jeu des parties, *on ne peut pas se représenter le tissu cellulaire comme un lien capable de fixer les muscles & d'empêcher leur rétraction.*

Je ne déciderai point quelles ont été les causes de cette seconde saillie de l'os, ce fait est extraordinaire ; je ne vois rien dans les différens détails qu'on nous a donnés de cette amputation, qui ait pu produire cet accident ; il faut sans doute que M. Puy, dans sa seconde opération, ait coupé les parties molles au-dessus de la base du cone que formoit le moignon, & qu'il se soit conformé à un précepte que M. Louis a ajouté à sa doctrine dans ses nouvelles recherches sur la rétraction des muscles. J'aurai occasion de relever cette erreur en donnant la méthode que je crois la plus sûre pour éviter la saillie de l'os ; mais je dois examiner auparavant les faits que M. Louis a puisés dans sa propre expérience pour opposer aux deux observations de M. Pouteau.

Rien ne me paroît plus singulier que la prétention qu'a eue M. Louis de nous démontrer la solidité de sa doctrine, en nous donnant l'histoire de trois amputations de la cuisse, que les grandes occasions où il s'est rencontré l'ont mis dans le cas de pratiquer. La premiere a été faite à un jeune garçon de quinze ans, il mourut très-peu de jours après l'opération ; en conséquence il n'a point eu le désagrement de se voir un moignon conique. A la vérité ce praticien célebre termine le récit de cette observation, en disant que *si le malade eût survécu à une opération qui ne pouvoit que lui être favorable, l'os n'auroit pas fait la moindre saillie.*

M. de Saint-Maclou, lieutenant au régiment de Vastan, à qui M. Louis a fait l'amputation de la cuisse, a été plus heureux ; il est parfaitement guéri ; le moignon a eu la forme la plus desirable. Cette observation prouve bien, comme on le voit, que tous ceux que M. Louis a opérés ne font pas morts ; mais elle ne prouve point du tout en faveur de la méthode qu'il a voulu accréditer.

Cette amputation n'est point dans la classe ordinaire ; M. de Saint-Maclou avoit eu le fémur fracturé d'un coup de fufil ; lorsqu'on se décida pour l'opération, la cuisse étoit très-tuméfiée par le pus qui la remplissoit ; la dilacération des parties molles étoit fort considérable, de façon que cette amputation a été faite sur le lieu de la fracture ; on eut la facilité de scier l'os assez haut entre les muscles dilacérés. Cette amputation est précisément du nombre de celles où M. Louis a prouvé lui-même que l'os ne pouvoit pas faire faillie. Cette observation n'a donc rien de commun avec la méthode proposée ; elle prouve simplement la disette de ses succès, & que ce blessé a été assez heureux pour trouver, dans la nature même de son mal, la cause premiere de sa guérison.

De trois amputations rapportées par M. Louis en faveur de sa doctrine, il n'y en a donc qu'une seule d'après laquelle on puisse juger de tous les avantages de sa méthode.

Quelque longue qu'en soit la narration, je crois devoir la transcrire ici d'après l'auteur lui-même ; cet échantillon de ses succès est trop frappant pour ne pas corriger quiconque se seroit laissé séduire par ses promesses.

» J'ai fait, dit-il, à Gothingue l'am-
» putation de la cuisse, le 26 septem-
» bre 1761, à un officier de marque
» qui avoit été blessé le 14 du même
» mois par un coup de canon chargé à
» cartouche. Deux chirurgiens qui
» avoient porté le doigt dans la plaie,
» située postérieurement à la partie
» tout-à-fait inférieure de la cuisse, n'a-
» voient pas trouvé le corps étranger :
» au chemin que le malade a fait à pied
» pour rejoindre son cheval, & mon-
» ter dessus sans secours, on jugea que
» l'os n'étoit point fracturé ; la cuisse
» avoit sa longueur naturelle ; la situa-
» tion de la plaie sur l'artere crurale ne

» permettoit pas des recherches indif-
» cretes ; les saignées furent faites en
» assez grand nombre ; les cataplasmes
» convenables furent appliqués pour
» prévenir les accidens qui nous paru-
» rent pouvoir être très-graves : car,
» dès le second jour, nous reconnûmes,
» M. Duplessis & moi, qu'il sortoit de
» la sinovie par la plaie ; il se forma
» des dépôts purulens à la partie anté-
» rieure de la cuisse, à chaque côté
» de la rotule, sous les vastes ; le pus
» couloit abondamment par la plaie,
» lorsqu'on pressoit les endroits tumé-
» fiés par les abcès. Avant que de pro-
» céder à l'ouverture de ces tumeurs,
» je crus qu'il étoit convenable, mal-
» gré des avis dictés par une fausse
» prudence, de faire des recherches
» par la plaie même ; je trouvai au
» bout de mon doigt le condile interne
» du fémur droit, brisé en plusieurs
» pieces assez considérables, que le
» tendon aponévrotique des exten-
» seurs de la jambe avoit contenu en
» situation ; & une grosse balle de fer
» connue sous le nom de grappe de
» raisin, logée dans le tissu spongieux
» du condile. Je déterminai le ma-

F iv

» lade à l'amputation, qui fut faite
» fans délai le jour même ; le tour-
» niquet fut placé entre la partie fu-
» périeure & la partie moyenne de
» la cuiffe , que je coupai un peu
» au - deffus de la partie moyenne.
» J'eus l'attention de ne fcier l'os
» qu'après avoir abandonné les chairs
» à leur reffort & à leur action orga-
» nique, & avoir coupé avec le fcapel
» celles qui entourent l'os immédia-
» tement au-deffus même du niveau
» des mufcles qui ont la liberté de fe
» retirer ; il y avoit une fufée de fup-
» puration le long du mufcle crural,
» laquelle s'étendoit quelques travers
» de doigts plus haut que la fection.
» Dès le lendemain de l'opération,
» je levai l'appareil avec les précau-
» tions convenables, vis-à-vis la fu-
» fée feulement, pour n'y pas laiffer
« croupir le pus pendant plufieurs
» jours. La dilacération des mufcles
» par la purulence contribua beau-
»-coup à rendre le moignon un peu
» conique , *mais d'une façon qui n'au-*
» *roit pas alongé de beaucoup la cuiffe ,*
» *fi le bleffé n'étoit pas mort* au bout
» d'un mois par un abcès formé four-

» dement dans l'articulation de la
» cuisse, & qui me parut l'effet du
» contre - coup que la résistance de
» la continuité du fémur, à l'endroit
» frappé par la balle, avoit causé
» dans la cavité articulaire ».

En supposant que le dépôt trouvé
dans l'articulation de la cuisse n'est
point un effet de la nouvelle méthode * ; en supposant, dis-je, que les
soins qu'on aura pris pour ramener les
chairs sur l'extrêmité de l'os par les
bandages circulaires, n'aient point
contribué à faire périr le blessé, il est
du moins certain qu'il est mort ayant
le moignon conique, quoique la cicatrice ne fût pas encore parachevée.

En faut - il davantage pour convaincre M. Louis qu'il n'est point parvenu à trouver, dans la méthode
d'opérer, le moyen d'éviter la saillie
de l'os ? Quelle confiance veut - il
qu'on prenne dans une doctrine en
faveur de laquelle son auteur ne peut
rapporter qu'une observation qui en
prouve l'insuffisance ?

* Des gens de l'art, qui ont vu ce blessé,
m'ont assuré qu'il n'existoit pas d'exemple
d'une saillie aussi considérable.

F v.

D'après ceci, n'y a-t-il donc pas de l'inconféquence à avancer qu'il feroit permis de croire que M. Pouteau avoit commis quelques fautes en panfant le malade dont il nous a donné l'obfervation, & d'attribuer ainfi au défaut de foins la figure conique de ce moignon ? M. Pouteau mérite un reproche fans doute, mais ce n'eft pas celui qu'on lui a fait ici.

La propre expérience de M. Louis lui ayant appris que fa méthode d'amputer ne prévenoit point l'effet de la rétraction des mufcles, il a cherché dans les panfemens le moyen d'éviter cet accident.

Pour ramener la peau & les chairs. fur la partie coupée, il recommande de faire un bandage circulaire qui commence à la partie fupérieure du membre amputé, & qui defcende ainfi au bord de la plaie ; il veut qu'on engage fous un fecond rang de circonvolutions faites dans le même fens, le chef de deux languettes, dont l'une fera appliquée à la partie latérale interne, & l'autre le long de la partie poftérieure. Ces languettes doivent être fixées par quelques tours de bande, afin qu'en les croisant sur le bout de l'os, sur le centre du moignon, on puisse ainsi rapprocher les parties les plus éloignées.

Le peu de cas que fait M. Pouteau du bandage que je viens de décrire, est le motif des reproches qu'on lui a adressés ; il ne devoit pas s'attendre à cette inculpation. Peu de tems après l'impression du second volume des mémoires de l'académie, il fit l'amputation de la jambe à un maçon âgé de 40 ans ; lorsque la ligature des vaisseaux fut achevée, il entoura avec les circulaires d'une bande la partie restante de la jambe ; les premiers tours commencerent sous le genou, & les derniers finirent à un travers de doigt au-dessus de la partie de la jambe où avoit été faite l'amputation ; il appliqua un appareil fort simple, soutenu d'un bandage contentif. Le malade ressentit, depuis l'opération, des douleurs continues. M. Pouteau crut d'abord devoir en accuser la ligature des vaisseaux ; il trouva le lendemain matin tout l'appareil humecté d'une sérosité si rouge qu'il craignit pour une hémorrhagie ;

il leva l'appareil , & il trouva les chairs du moignon dans un engorgement exceffif, la peau & les chairs de la circonférence étoient renverfées contre la bande ; on voyoit tranffuder au travers des chairs, d'un rouge livide, cette férofité rouge qui avoit humecté l'appareil & la bande ; il fe hâta d'ôter le bandage circulaire : mais le malade mourut le quatrieme jour, les chairs étant reftées trèsengorgées.

Un auffi funefte effai devoit fuffire pour faire appercevoir tout l'inconvenient des bandages circulaires ; & comme M. Pouteau avoit configné ce fait dans le même ouvrage où il rapporte les précédentes obfervations, ilne devoit pas s'attendre à ce qu'on lui fît un crime de ne les avoir point employés dans l'amputation de la cuiffe.

Les ménagemens & les égards que M. Pouteau femble avoir eus pour les bandages circulaires, devoient feuls lui mériter des reproches ; c'eft avoir trop de ménagement pour l'erreur, que de dire que les bandages font inutiles, puifqu'ils font effentiellement meur-

triers , & il falloit le prononcer.
On ne peut s'élever avec trop de
force contre des moyens auffi dangereux , fur - tout lorfque leurs auteurs n'ont rien négligé de tout ce qui
pourroit leur mériter la confiance des
gens de l'art. Les regles de l'honnêteté n'exigent jamais qu'on trahiffe
hautement les droits facrés de l'humanité.

Il me femble d'ailleurs qu'on n'auroit point dû avoir befoin de l'expérience pour reconnoître que la méthode de M. Louis, infuffifante par
elle-même, devenoit néceffairement
funefte , par le précepte qu'il a
donné d'avoir recours aux bandages
circulaires pour ramener la peau &
les mufcles contractés au niveau de
l'extrêmité de l'os. De vingt amputations où l'on fuivra cette doctrine , je ferai toujours étonné lorfqu'on fauvera un bleffé.

En vain les partifans de cette méthode diront-ils que le tout dépend
du degré de conftriction qu'on don-
nera au tour de bande ; il eft évident
que des circulaires, tels que les propofe M. Louis, qui commenceront

de la partie fupérieure du membre
amputé, qui defcendront ainfi à un
pouce au-deffus du niveau de la plaie,
& qui feront enfin fuffifamment ferrés pour fixer des languettes qui font
deftinées à rapprocher les parties les
plus éloignées du centre du moignon,
il eft évident, dis-je, qu'ils formeront
un obftacle invincible au retour du
fang par les veines ; je dirai plus, le
degré de conftriction qu'on pourroit
employer dans toute autre circonftance fans aucun inconvénient, de-
viendra effentiellement mortel dans
les amputations ; l'étrange dérangement qui fe fait dans la circulation,
l'engorgement qui furvient dans tous
les vaiffeaux, le gonflement & l'inflammation qui font les fuites inévitables
d'une opération de cette efpece, ren-
dent bientôt trop ferré le bandage
que le chirurgien n'auroit pas regardé comme tel dans le premier inftant de fon application ; & fi ce moyen
ne fait pas toujours périr les bleffés
dans les premiers jours, leur perte,
quoique retardée, n'en eft pas moins
certaine.

L'on pourra oppofer à ce que j'a-

avance ici, l'expérience de M. Louis;
il assure qu'il a obtenu de ces bandages de très - grands avantages, &
qu'à leur faveur il a eu l'agrément de
voir diminuer en quatre jours les di-
mensions excessives de plusieurs plaies
de cuisses amputées.

M. Louis est sûrement trop honnête pour en imposer sur des faits
aussi importans; mais qu'il me soit
permis de lui dire que sa négligence
à nous détailler ces cures heureuses,
est d'autant moins pardonnable qu'il
semble avoir été réduit à nous rapporter une seule observation qui dé-
pose contre sa doctrine, pour nous
prouver que les campagnes qu'il a
faites dans la derniere guerre en qualité de chirurgien consultant des armées du roi, lui ont fourni les occasions de trouver dans la pratique de
l'amputation de la cuisse la maniere la
moins désavantageuse à ceux qui auront le malheur d'être exposés à souffrir cette opération.

## NOUVELLE MÉTHODE.

La méthode d'amputer les membres décrite par Celse, est la plus sûre

de toutes celles qu'on a données jufqu'à ce jour pour éviter la dénudation de l'os. Les portions des mufcles
qu'on détache pour fe procurer la
facilité de fcier l'os plus haut que le
niveau des chairs, fe trouvant effentiellement plus de longueur que l'os
même, elles le recouvrent ; mais
cette précaution ne peut point garantir le moignon d'être conique &
procurer à la plaie une furface moins
étendue ; il eft donc effentiel d'ajouter à la méthode de Celfe de nouveaux préceptes.

Des réflexions fur le changement
qu'éprouvent les mufcles , dans les
différens mouvemens qu'ils font exécuter aux parties où ils s'attachent;
des recherches particulieres fur l'action de ces organes , m'ont enfin convaincu qu'on ne pouvoit éviter la
faillie de l'os qu'en ayant l'attention
de couper dans l'extenfion la plus
forte les différens mufcles qui environnent le membre qui eft deftiné à
être féparé. Pour mettre dans un plus
grand jour la doctrine que j'établis
ici , je vais en faire une application
à l'amputation de la cuiffe , qui eft

celle de toutes où la faillie de l'os a toujours paru être, & est en effet, la plus difficile à éviter.

Les muscles, en général, qui cooperent le plus à donner au moignon une forme conique, & qui abandonnent le plus facilement l'extrêmité de l'os, font précisément tous ceux dont les attaches fixes font le plus éloignées de l'articulation & du centre du mouvement de l'os qu'ils font mouvoir ; tels font à la cuisse, le biceps dont une branche s'attache à la partie postérieure & supérieure de la tubérosité de l'ischion, le demi-nerveux, le demi-membraneux, les muscles droits & le couturier. C'est contre la rétraction secondaire de ces muscles qu'on a cru devoir employer les points d'aiguille en croix, les languettes d'emplâtres aglutinatifs, enfin les bandages circulaires. J'ai prouvé combien il étoit ridicule & dangereux d'avoir recours à de semblables moyens pour tenir en extension des muscles coupés.

Ce n'est donc point la prétendue rétraction secondaire que l'on doit chercher à vaincre pour maintenir les mufcles divifés au niveau de l'extrêmité de l'os, il faut effentiel-lement chercher une méthode de les divifer de maniere qu'ils confervent plus de longueur effective que l'os & que ceux des mufcles qui font adhérens ou paralleles à l'axe de cet os.

Cet avantage ineftimable fe trouve dans le précepte que je viens de don-ner; par ce moyen très-fimple, la peau & ceux des mufcles qui, dans la méthode ordinaire, femblent fe contracter le plus, fe trouvent avoir plus de longueur effective ; l'on em-porte moins de leur fubftance à rai-fon de ce qu'ils ont été coupés dans une plus forte extenfion. Cette mé-thode prouve encore l'inutilité de l'amputation en deux tems. Rien n'eft plus facile d'ailleurs que le procédé qu'exige cette maniere d'amputer; il fuffit de changer une feule fois l'atti-tude du membre pendant la fection des parties molles. Comme dans l'am-putation de la cuiffe on commence par couper les parties qui recouvrent la face latérale extérieure du femur, & que l'on divife de fuite celles qui font à la face antérieure ; immédiatement avant l'opération, on place la cuiſſe dans l'extenſion & l'adduction la plus forte ; elle ſera ſoutenue dans cette attitude par les aides pendant que l'opérateur fait, ainſi que je viens de le dire, la moitié de l'inciſion circulaire : l'on ne continue à couper les chairs qui ſont à la partie latérale interne & poſtérieure que, lorſque les aides auront placé la cuiſſe dans la flexion & l'abduction, la jambe étant tendue & ſoutenue par une eſpece de goutiere pour la plus grande commodité ; l'opérateur ne doit point retirer le couteau dans l'inſtant où l'on change l'attitude de la partie ; ce mouvement ſe fait dans un clin d'œil, pendant lequel il diſcontinue la ſection.

Cette méthode d'opérer eſt ſi différente des méthodes ordinaires, que ceux des muſcles dont l'extrêmité forme ordinairement la baſe du cone, ſe trouvent ici à ſa pointe ; & le moignon, au lieu de reſſembler à un pain de ſucre, forme une plaie dont les bords ſont plus élevés que le centre. Les tégumens mêmes, dans cette maniere de les divifer, confervent plus de longueur que fi l'on avoi fuivi les principes de M. Petit.

Il eft aifé de fe rendre compte du principe important que j'ai établi, il eft fuceptible de la démonftration géométrique. Pour dévcloper le théorême qui en fait la bafe, il fuffira d'en faire l'application à l'un des mufcles dont nous avons déjà parlé; ce que nous dirons de l'un s'appliquera tout naturellement aux autres.

Par exemple, le mufcle droit antérieur, qu'on nomme auffi grêle antérieur, s'attache en haut par un de fes tendons à l'épine inférieure de l'os des ifles, par l'autre au bord externe & fupérieur de la cavité cotyloïde de l'os innominé; par fa partie inférieure au bord fupérieur & à la face externe de la rotule : il a à peu près feize pouces de longueur effective, lorfqu'il eft dans fa plus forte conftriction dans un fujet dont le fémur eft de dix-huit pouces. Ce même mufcle mis en l'extenfion la plus forte acquiert un tiers de plus de longueur, ou à peu près; de façon que

de feize pouces, de longueur abfolue
il paffe à vingt-quatre de longueur
relative.

Il eft certain que lorfque l'on divife ce mufcle au niveau de la partie
moyenne de ce fémur fuppofé,
qui eft de neuf pouces, l'on retran-
che effentiellement neuf pouces de fa
longueur ; dans fa contraction où il
n'a que feize pouces, on en enleve
conféquemment un pouce de plus
que la moitié ; ainfi la partie reftante
ne confervera que fept pouces de
long. Si, au contraire, l'on divife ce
même mufcle dans l'extenfion où il a
ving-quatre pouces de longueur au
niveau de la partie moyenne du fémur, comme dans le premier cas, on
ne retranchera également du mufcle
que neuf pouces. Dès lors la partie ref-
ftante en confervera quinze, lefquels
quinze pouces doivent être réduits
d'un tiers, vu que la longueur effective du mufcle ne doit être eftimée,
ainfi que je l'ai dit, que dans la contraction. D'où il réfulte que dans une
amputation faite à la partie moyenne
de la cuiffe, lorfque le mufcle fera coupé dans fon extenfion, il confervera

toutes chofes égales d'ailleurs, trois
pouces de longueur de plus que s'il
eût été coupé dans fa contraction.

C'eft cependant avec un principe
auffi important & auffi folidement
établi, que M. Louis fe trouve encore
dans la contradiction la plus frappante. Il s'eft imaginé que pour éviter la faillie de l'os, il ne falloit que
prévenir la contraction des mufcles;
& c'eft fous ce faux point de vue
qu'il recommande de couper les mufcles dans leur forte contraction, afin
qu'après leur divifion ils ne foient
point fufceptibles d'une rétraction
nouvelle. « Le mufcle deltoïde, dit-il,
» couvre, comme on fait, l'articula-
» tion du bras; il s'étend extérieu-
» rement prefque jufqu'à la partie
» moyenne de l'humerus; fes fibres
» font convergentes à l'axe de cet os,
» & fon action eft directe. Pour am-
» puter le bras vers la partie fupé-
» rieure, il faut que le membre faffe
» un angle droit avec le corps; dans
» cette attitude le deltoïde eft raccour-
» ci par une forte contraction; le rac-
» courciffement ( continue le même
» auteur) qui précede la fection, fait

» que les fibres de ce mufcle ne font
» pas capables de rétraction lorfqu'el-
» les font divifées ».

Qu'importe donc que le deltoïde
fe contracte ou non, lorfqu'on le divife ? Ce qu'il y a d'intéreffant & qu'il
étoit effentiel d'examiner, c'eft fi le
mufcle divifé en contraction, comme
le recommande M. Louis, conferve
plus de longueur que s'il avoit été
coupé dans fon extenfion, toutes
chofes égales d'ailleurs.

Pour découvrir cette vérité, il
n'eft pas néceffaire de fe trouver dans
de grandes occafions, d'être chirurgien confultant des armées, ni même
d'y regarder de très-près. Si M. Louis
avoit fait quelques expériences fur
les cadavres, quoique les mufcles n'y
confervent pas tout leur reffort, il
fe feroit cependant apperçu que fi
l'on coupe ce mufcle dans fa contraction, on emporte un pouce de plus
de fa fubftance, que lorfqu'il eft coupé
dans fon extenfion, en fuppofant toujours la fection des parties molles
faite au niveau du même point donné de l'os dans l'un & l'autre cas. Cet
écrivain, qui nous a très-favamment

dit *que la faifie des os n'aura jamais
lieu tant qu'ils feront immédiatement
environnés par les maffes charnues*, &
qui, pour faire encore plus reffortir
la force de ce raifonnement, a ajouté
à cela que *cette propofition étoit inconteftable*, auroit donc dû s'appercevoir que le vrai moyen d'éviter la
faillie de l'os eft de laiffer aux mufcles
le plus de longueur poffible. S'il s'é-
toit donné la peine de foumettre fa
méthode à un examen réfléchi, il fe
feroit convaincu que l'on peut obtenir cet avantage fans avoir recours
au défoffement qu'il croit néceffaire;
qu'il étoit dans la contradiction la
plus forte avec la vraie doctrine, &
qu'il n'y auroit point de principe auffi
fûr pour procurer la faillie de l'os
que ceux qu'il a donnés pour l'éviter;
& qu'enfin la preuve la plus grande
qu'il puiffe donner de fa reconnoif-
fance aux hommes éclairés qui ont eu
l'honnêteté d'applaudir à fa méthode,
c'eft de taire leurs noms.

## DISSERTATION

# DISSERTATION

SUR

## *LE PREMIER PRINCIPE*

### DE LA RÉUNION DES PLAIES

*RÉDUIT*

*A LA SITUATION.*

LES plus anciens auteurs ont reconnu que la situation étoit le premier des moyens que l'on doit employer pour la réunion des plaies ; tous ont été d'accord sur ce point ; mais je n'en ai trouvé aucun qui n'ait borné les avantages de la situation à un très-petit nombre de cas. On l'a regardée plutôt comme un moyen auxiliaire que comme un moyen principal ; de tous les tems on l'a crue insuffisante dans les plaies transversales, & surtout dans celles où le corps des muscles est compris. Depuis *Hypocrate* jusqu'à nos jours, les écrivains se sont répétés sur le premier principe de la réunion : de façon que les fausses idées qui ont égaré nos peres, subsistent encore aujourd'hui. Les prati-

G

ciens qui ont le mieux mérité de
l'humanité par les perfections effentielles qu'ils ont apportées dans cette
partie de l'art de guérir ; ceux qui ont
banni les futures, ont cru devoir
fubftituer à ces opérations auffi douloureufes qu'infidelles, différens bandages pour s'oppofer à la rétraction
des parties divifées ; d'autres enfin,
fans s'appercevoir que cette prétendue rétraction, qu'on peut appeller
fecondaire, étoit la caufe premiere
des erreurs auxquelles on a été affer-
vi dans le traitement des plaies, ont
cherché à la préfenter fous un nouveau jour, & à lui donner une exiftence toute nouvelle. M. Louis ne
s'eft point contenté d'adopter l'erreur
de fes maîtres ; la rétraction fecondaire lui a paru fi bien établie, qu'il a
cru devoir en difputer la connoiffance
à ceux qui ont écrit fur ce point avant
lui ; il n'a même pas dédaigné de s'en
approprier la découverte. Telle eft la
bafe du premier principe de la réunion
des plaies, qu'il nous a donné dans
le quatrieme volume des mémoires
de l'académie royale de chirurgie.

Si je fuis forcé de prouver que ce

premier principe de l'art de réunir les
plaies n'eſt qu'un compoſé de propoſitions erronnées, que les bandages
que M. Louis propoſe pour s'oppo-
ſér à la rétraction ſont moins raiſon-
nables & beaucoup plus fâcheux que
tous les moyens qui ont été légitimement rejettés, j'eſpere que l'on ne
croira pas pour cela que ce travail
eſt l'effet du deſſein prémédité d'attaquer ſes diſſertations ; cet objet eſt
aſſez intéreſſant pour mériter des diſcuſſions. Si l'opinion de M. Louis eſt
auſſi ſolidement établie qu'il s'en eſt
flatté, mes réflexions lui fourniront
l'occaſion de les mettre dans un plus
grand jour. Si, au contraire, elle eſt
formellement oppoſée aux vrais
principes de la chirurgie, cet écrivain ſera aſſez généreux, l'honneur de l'art lui ſera aſſez cher,
pour me ſavoir quelque gré de
m'être oppoſé à une doctrine qui ſeroit d'autant plus dangereuſe que
la réputation de ſon auteur pourroit contribuer beaucoup à l'accréditer.

Il n'eſt pas néceſſaire d'entrer dans
de longues diſcuſſions, pour décider

fi en effet, comme M. Louis l'a annoncé, les anciens n'ont point connu la rétraction des fibres coupées,
& fi, comme il l'a prétendu, ils
ont eu recours aux futures parce
qu'ils ignoroient que cette action
exiftoit. Il n'eft pas un homme inftruit,
qui ne foit en état d'apprécier ces affertions. Je penfe que M. Louis fe feroit difpenfé de mettre cette rétraction fecondaire au rang des découvertes utiles ; je crois qu'à fa faveur
il ne fe feroit pas flatté de porter des
perfections effentielles dans la pratique de l'art de réunir les plaies, s'il
avoit voulu fe donner la peine de réfléchir & d'obferver quelles étoient
les plaies où les anciens ont recommandé d'avoir recours aux fils, aux
aiguilles ; quelles étoient celles où ils
confeilloient des futures plus ou moins
fortes, & celles, au contraire, où
ils penfoient que la fituation & le
bandage pouvoient fuffire.

Paré dit très-expreffément que,
lorfque les plaies font faites au long
des bras, des cuiffes, des jambes, l'on
peut bien fe paffer de les coudre,
parce qu'elles peuvent fe rejoindre

par la ligature & les compresses ; mais
que quand elles sont en travers, elles
demandent d'être cousues, vu que la
chair & les autres parties se retirent
quand elles sont coupées & qu'elles
laissent une grande distance entre-
elles ; c'est pourquoi, ajoute-t-il, il
est essentiel de les coudre. Paré n'a
fait que répéter ce qu'ont dit tous
ceux qui l'ont précédé. Les modernes n'ont jamais tenu un autre langage. L'on a toujours cru devoir employer des moyens en raison de la
force des muscles dont on cherchoit
à maintenir les parties divisées, dans
le contact immédiat.

Il est donc évident que M. Louis,
en reconnoissant la rétraction secondaire dans les fibres musculaires, n'a
absolument vu que ce que l'on avoit
cru observer de tous les tems.

Il est malheureux, sans doute, que
dans l'instant où les maîtres de l'art
ont été frappés de l'inutilité, & encore
plus des inconvéniens des sutures, ils
n'aient point apperçu l'erreur qui
leur auroit fait regarder ce moyen
comme utile en chirurgie.

Si la théorie avoit marché sur ce

point d'un pas égal avec la pratique ;
l'art n'auroit pas été expofé à rétro-
grader ; la chirurgie de nos jours,
après avoir eu à s'applaudir des changemens avantageux qu'elle a opérés
dans le traitement des plaies, n'auroit pas été dans le cas de fe reprocher des erreurs moins excufables
que celles qu'elle a combattues.

Il étoit facile de s'appercevoir qu'il
y avoit encore un pas à faire, pour
arriver à la perfeƈion. L'inconvénient des futures étoit démontré par
les accidens mêmes qu'elles occa-
fionnent ; mais le principe, d'après
lequel elles doivent être rejettées,
n'eft point encore développé ; il s'en
faut bien que M. Louis foit parvenu,
ainfi qu'il s'en étoit flatté, à pofer les
principes de la réunion ; fes idées fur
cet objet l'ont égaré au point que la
vraie doƈrine fe trouve précifément
dans les propofitions contradiƈoires
de celles qu'il a avancées ; pour l'en
convaincre, je vais lui prouver d'a-
bord, qu'il n'y a point dans les fibres
coupées de rétraƈion fecondaire ; enfuite je lui démontrerai qu'en fuppofant même cette aƈion dans les fibres

muſculaires, il feroit ridicule de pro-
poſer, comme il l'a fait, des bandages circulaires pour la prévenir. J'eſpere le convaincre enfin qu'il n'eſt
point de théorie auſſi formellement
oppoſée que la ſienne aux vrais principes de la phyſiologie, & qu'on n'a
jamais haſardé, en chirurgie, une doctrine auſſi peu fondée.

*Preuve qu'il n'y a point de rétraction*
  *ſecondaire dans les fibres motrices.*

Dans les premiers tems où je me
ſuis appliqué à la chirurgie, l'excellent mémoire de M. Pybrac, ſur l'a-
bus des ſutures, n'étoit point encore
connu. Quoique cette réforme eût été
preſſentie il y avoit déjà long-tems,
les chirurgiens couſoient preſque
toutes les plaies dont le traitement
leur étoit confié; j'ai, en conſéquence,
été quelquefois dans le cas de pratiquer cette opération, & plus ſouvent
encore de la voir pratiquer. Malgré
l'attention que j'ai portée à ce qui ſe
paſſoit dans la plaie dans l'inſtant
même où l'aiguille pénétroit dans les
muſcles, je n'ai jamais apperçu aucune

rétraction dans les extrêmités divifées : il y a cependant lieu de croire
que fi cette action avoit lieu, ce feroit
fur-tout dans l'inftant où les parties
font irritées par l'inftrument qui les
traverfe. D'ailleurs, pour fe convaincre que cette prétendue action
rétractive ne peut pas exifter, il fuffit
de favoir que les mufcles ont une longueur donnée ; que cette longueur
eft toujours là même que la diftance
qui fe trouve entre le point mobile
du mufcle & fon point fixe quand il eft
dans fa forte contraction. Je me fuis
affuré de cette premiere vérité, en cou-
pant différens mufcles d'animaux vivans. J'ai également vu que les fibres
motrices ne manquent jamais de fe réduire à cette longueur précife dans
l'inftant qu'ils font divifés en totalité.

Un autre principe non moins conftant, c'eft que la fibre mufculaire ne
doit fon extenfion qu'à l'action con-
tractive de fa fibre antagonifte. Dès-
lors il feroit ridicule de fuppofer
que la premiere puiffe fe contracter fe-
condairement lorfqu'elle eft coupée,
puifqu'elle ne peut plus participer à
l'action de la feconde.

Le raisonnement pourroit suffire pour démontrer que la rétraction secondaire ne peut pas exister : elle a cependant été de tous les tems si accréditée, que j'ai cru devoir me livrer encore à de nouvelles observations, pour ne laisser rien à desirer sur ce point.

Après avoir attaché un chien sur une table, je lui ai fait une plaie assez étendue pour découvrir presqu'en totalité un des muscles fléchisseurs de la jambe ; lorsque j'ai eu levé la membrane commune, j'ai observé avec soin le mouvement musculaire ; j'ai coupé à peu près un tiers de ce muscle ; malgré cette opération, les faisseaux des fibres non divisées se contractoient chaque fois que je permettois à cet animal de fléchir la jambe ; mais les fibres que j'avois séparées ne jouissoient que d'un mouvement commun & purement passif. Lorsque j'ai eu coupé le muscle en totalité, j'ai fait plusieurs tentatives pour irriter les portions divisées, je les ai piquées plusieurs fois dans le bistouri, je les ai serrées avec une pince avec assez de force : le chien donnoit des preuves

G v.

de fenfibilité ; mais quels que fuffent fes efforts, ils ne produifoient
dans les parties divifées aucun mouvement. J'ai réitéré ces expériences
fur différens mufcles de ce même
animal. J'ai foumis d'autres animaux
aux mêmes recherches, & je puis affurer que les réfultats en ont toujours
été les mêmes.

Ces faits ne font pas d'accord, je
l'avoue, avec les obfervations de Ste-
non, de Willis. Ces auteurs ont cru
appercevoir que les fibres divifées
confervoient encore le mouvement
de rétraction, fur-tout lorfque le mufcle auquel elles appartenoient n'étoit
point coupé en totalité ; mais ce n'eft
pas la premiere fois que des hommes
très-inftruits ont été furpris par la préoccupation d'une erreur accréditée.
M. de Haller va jufqu'à penfer qu'un
mufcle peut fe contracter lorfqu'il
eft totalement féparé de fes deux attaches : il s'étaie, dans fon opinion, de
l'autorité de Higmor de Croone,
Voolvart, Langriph, Parfons, &c.
J'ai remarqué que les obfervations
de ces auteurs ne prononçoient
point du tout en faveur de la

rétraction fecondaire. Leurs expériences n'ont jamais été faites fur des
mufcles féparés de leurs antagoniftes.
Pour découvrir la vérité qu'ils cher-
choient, ils fe font toujours fervis
de cœurs de différens animaux, de
portions d'inteftins. Ils ont fouvent
fait leurs expériences fur des an-
guilles, ou des vermiffeaux; de façon que les fibres qu'ils irritoient,
fe trouvoient foumifes à la réaction
de leurs fibres antagoniftes. Il n'eft
donc plus étonnant qu'ils aient exci-
té plufieurs réactions fecondaires,
ou pour mieux dire fucceffives, dans
les mufcles.

*Les tours de bande, que M. Louis a pro-*
*pofé d'appliquer fur les fibres motrices,*
*pour gêner l'action, ne peuvent pas*
*produire cet effet.*

Je conçois à peine comment on a
pu propofer férieufement d'appliquer
fur les fibres motrices des mufcles,
des bandages affez ferrés pour s'oppofer à leur contraction. Quelle que foit
la prétendue rétraction fecondaire,
qu'on la place au rang des mou-

G vj

vemens volontaires, involontaires, ou mixtes, ſi elle exiſtoit, comme on l'a ſuppoſé, il ſeroit encore ridicule de prétendre en anéantir l'effet, en comprimant par des bandes les fibres muſculaires qui ont été diviſées. Pour peu qu'on connoiſſe les premiers prin-cipes de la phyſiologie, l'on ne doit point ignorer que les tours de bande qui ſeroient ſuffiſamment ſerrés pour s'oppoſer au retour du ſang par les vei-nes, & même pour arrêter ſon cours dans les arteres, ſe trouveroient en-core inſuffiſans pour empêcher l'ac-tion d'un muſcle. Je vais rapporter les expériences que j'ai faites pour lever les doutes que la préoccupation pour-roit laiſſer dans l'eſprit de M. Louis.

J'ai appliqué ſur un homme un ban-dage en doloir, qui commençoit à la partie ſupérieure de la cuiſſe, & qui ſe terminoit à deux travers de doigt au-deſſus de la rotule; les tours de bandes étoient ſi ſerrés, que cet homme n'a pu les ſupporter que deux minutes; malgré cela, il étendoit & fléchiſſoit la jambe avec preſqu'au-tant de facilité que dans l'état ordi-naire.

Après avoir coupé sur un cadavre,
la jambe étant dans la plus grande flexion, & la cuisse en extension, le muscle demi-membraneux transversalement, j'ai appliqué, trois travers de
doigt au - dessus de la plaie une ligature très-serrée ; j'en ai placé une
pareille six travers de doigt au-dessous
de cette premiere ; de maniere que la
portion supérieure, ainsi que l'inférieure de ce muscle coupé, dépas-
soient de trois travers de doigt les
ligatures par lesquelles j'avois cherché à les assujettir. Quoiqu'il n'y eût
alors aucun écartement, & que les
parties divisées fussent dans le contact immédiat ; aussi-tôt que j'ai eu
placé la jambe dans l'extension, & la
cuisse en flexion, la plaie est devenue
béante de plus de trois pouces, les
deux portions du muscle divisé sembloient s'être contractés, peu s'en
falloit qu'elles n'eussent échappé
aux ligatures. J'ai répété cette même
expérience sur différens muscles d'un
chien vivant ; lorsque je faisois agir
les antagonistes de ceux que j'avois
coupés, ceux · ci échappoient au
bandage, quoiqu'il fût assez serré

pour intercepter la circulation.

D'ailleurs, en ſuppoſant que les bandages circulaires que M. Louis propoſe d'appliquer ſur les fibres motrices puſſent en gêner l'action, pour être autoriſé à les rejetter à jamais, il doit ſuffire d'avoir prouvé qu'il faudroit plus les ſerrer que ceux qu'on applique pour intercepter la circulation , & qu'en produiſant leur effet , ils procurent un engorgement extrême , la mort même de la partie. Cette derniere vérité eſt clairement démontrée par l'obſervation que j'ai rapportée en parlant des amputations. Il eſt évident que l'engorgement qui ſurvint au moignon du maçon à qui on avoit amputé la jambe , étoit le produit des bandages circulaires qu'on avoit appliqués pour ramener ſur l'extrêmité de l'os les muſcles qui devoient le recouvrir. Il eſt démontré auſſi que la mort de ce malheureux eſt due à cette manœuvre. Si la doctrine de M. Louis avoit été plus accréditée ; ſi , comme il l'a prétendu , un plus grand nombre de praticiens l'avoient adoptée, je pourrois ſans doute rapporter beaucoup d'autres faits qui en demontreroient les inconvéniens.

L'on m'objectera, peut-être, que d'après les meilleurs auteurs, on est autorisé à emploier dans les fractures des grandes extrêmités des bandages en doloire, qu'on applique depuis la partie supérieure du membre fracturé jusqu'à la fracture même, pour s'opposer à ce que les muscles puissent, par leur ressort, faire remonter la partie inférieure de l'os fracturé sur la portion supérieure, & empêcher ainsi la juste coaptation. Cet usage, il est vrai, est établi de tous les tems ; l'on est encore aujourd'hui assujetti à cette regle. Mais si ces especes de bandages n'avoient point d'autre utilité que celle de s'opposer à la contraction des muscles, je puis assurer qu'il n'y auroit aucun inconvénient à les rejetter. J'ai toujours observé que de deux choses l'une, ou ces bandages ne serrent point les parties au point de gêner l'action musculaire, & dès-lors ils ne remplissent pas l'indication pour laquelle on les a employés ; ou si les tours de bandes compriment les muscles au point de les gêner médiocrement, ils font tomber promptement la partie en gangrene : nous n'avons eu que trop d'exemples de ces accidens. Ce qui prouve l'inconféquence de ce dernier précepte, c'eſt que les bandages en doloire ne font recommandés que dans les fraƈtures ſimples, qui ſont cependant celles où l'on doit le moins appréhender la rétraƈtion des muſcles, vu que dans le plus grand nombre les deux portions de l'os fraƈturé ſe fourniſſent mutuellement un point d'appui : au contraire on les défend dans les grands fracas d'os, où les pieces fraƈturées ne peuvent point s'entre - ſoutenir, où conféquemment l'on devroit employer les moyens qu'on croit les plus ſûrs pour s'oppoſer à l'aƈtion des muſcles.

La ſolidité des bandages a dix-huit chefs, par leſquels on ne ſe propoſe pas de gêner l'aƈtion des muſcles; les éloges que des hommes très-inſtruits ont accordés à cette maniere de maintenir avec moins d'inconvéniens les parties fraƈturées dans la juſte coaptation, ſont autant de preuves qui dépoſent contre la ridicule idée qu'on a eue de maintenir les mufcles en extenfion, en appliquant fur leurs fibres charnues des bandages roulés.

*Le vrai principe de la réunion fe trouve dans les propofitions contradictoires de celles que M. Louis a établies.*

Ce n'eft pas en admettant une rétraction fécondaire dans les parties divifées, qu'il falloit prétendre démontrer l'inutilité des futures. Cette idée eft la feule qui puiffe juftifier les anciens d'avoir eu recours à ce moyen pour réunir les plaies. Quels que foient les inconvéniens qui réfultent de l'application des fils & des aiguilles; quels que foient les accidens dont l'ufage des futures ait été fuivi, il n'eft pas moins vrai de dire que fi la rétraction fecondaire exiftoit, que fi il étoit effentiel de maintenir les fibres divifées en extenfion pour en procurer la réunion, nous ferions encore forcés de coudre les plaies, comme le faifoient nos peres. Si l'effet que M. Louis a cherché à combattre par les bandages qu'il nous a propofés, n'étoit pas une pure chi-

mere, il se seroit sans doute apperçu
le premier combien il étoit ridicule
de proposer d'appliquer des tours de
bandes sur le corps même des muscles
pour maintenir ces organes du mou‑
vement dans l'extension.

Pour développer le vrai principe
de la réunion, il faut suivre une
route diamétralement opposée à celle
que cet auteur nous a indiquée dans
son mémoire sur le bec de lievre; il
faut renoncer à toute idée de rétrac‑
tion secondaire, & la placer au rang
des erreurs trop accréditées; il faut
mettre en fait qu'il n'est pas un seul
cas où il soit nécessaire de maintenir
les muscles divisés en extension pour
en procurer la réunion; & qu'enfin
la situation seule suffit pour main‑
tenir dans le contact immédiat les
levres d'une plaie, quelqu'écartée
qu'elle soit.

Cette derniere vérité est une juste
conséquence de la précédente propo‑
sition, & de ce que j'ai dit sur la lon‑
guéur absolue des muscles. Elle est
d'ailleurs si frappante, que je suis tou‑
jours surpris de ce qu'elle n'a pas été
appercue de ceux qui se font les

premiers occupés de la réunion des plaies.

Pour fe convaincre de la folidité de ce principe, il fuffit d'obferver que la rétraction premiere, cet ef- pece de mouvement rétrogreffif que les mufcles paroiffent faire fur eux- mêmes dans le premier inftant de leur fection, eft purement accidentel; il eft toujours relatif au point d'exten- fion où le mufcle a été furpris par l'inftrument tranchant. Par exemple, fi le biceps eft coupé tranfverfale- ment, dans l'inftant où le bras eft dans la plus parfaite flexion, il n'y a alors aucun écartement; l'on apperçoit à peine la trace de l'inftrument. Si, au contraire, on coupe ce mufcle dans la demi-flexion, la plaie devient auffi- tôt béante, & elle le feroit du dou- ble, fi le bras étoit dans l'extenfion parfaite; de maniere que la diftance qui fe trouve entre les deux portions divifées eft toujours relative à la ligne courbe que le point mobile a été forcé de décrire dans l'extenfion. Cette loi eft générale pour tous les mufcles.

Après avoir fixé la cuiffe d'un

chien dans l'extension la plus forte, je lui ai fait une plaie profonde & étendue dans les fessiers ; l'on n'appercevoit le lieu de la division que par le sang qui en couloit en assez grande quantité. Quoique j'aie laissé cet animal dans la même attitude pendant quinze minutes, les levres de cette plaie ont resté dans le contact immédiat ; mais à mesure que je lâchois la corde qui retenoit la cuisse dans l'extension, & que je permettois ainsi à ce chien de s'écarter de cette attitude, la plaie devenoit béante ; de maniere qu'il se trouva plus de quatre travers de doigt de distance de l'une à l'autre de ses levres, lorsque la cuisse fut arrivée au dernier point de flexion. Le ressort des parties n'est pas a beaucoup près le même dans le mort que dans le vivant ; cependant j'ai fait plusieurs fois sur le cadavre, des expériences du même genre ; elles m'ont toutes confirmé la solidité de mes réflexions.

Si, comme on n'en peut point douter, d'après ce que je viens de dire, les plaies ne sont plus ou moins ouvertes que relativement à la situation de la partie, il est donc

tout fimple d'en conclure que la fituation feule doit fuffire pour en procurer la réunion; & que tel point
donné dans la fituation qui fuffit pour
maintenir dans le contact immédiat
les levres d'une plaie très-peu profonde & très-peu étendue, doit également fuffire pour réunir celle du
même mufcle qui feroit très-confi-
dérable, & dont les bords feroient
très écartés.

Peut-être auroit-on été plutôt convaincu de la folidité de ce principe,
fi nos maîtres, en nous parlant de la
fituation, s'étoient donné la peine de
nous en enfeigner les regles; mais
tous l'ont confeillé, & je n'en con-
nois aucun qui l'ait définie avec
affez de foin pour en donner une idée
jufte & l'affujettir à une loi générale.

Il eft donc effentiel de convenir
que, par la fituation, on entend que
les mufcles antagoniftes des mufcles
coupés, doivent fe trouver dans la
plus longue extenfion poffible; ce qui
ne peut pas être fans que le point
mobile du mufcle divifé fe trouve
dans le rapprochement le plus parfait

de fon point fixe. Si j'ajoute ici que,
pour maintenir les mufcles dans cette
fituation, il ne s'agit que de fixer par
les bandages les plus fimples la partie
au mouvement de laquelle les fibres
divifées étoient deftinées, ne m'accufera-t-on point d'être entré dans des
détails trop minutieux? Je ne crois
cependant pas devoir appréhender
ce reproche; il eft important d'éviter
toute méprife. Puifque M. Louis a
propofé d'appliquer des bandages fur
les fibres motrices pour en gêner
l'action, il eft évident que les erreurs
les plus dangereufes peuvent être
accueillies des plus beaux génies.

.. Il me refte actuellement à prouver
que toutes les plaies peuvent être
réunies par la fituation; pour en venir
à cette démonftration, je ne m'occuperai point à raffembler les faits que
ma pratique m'a fournis, je n'irai
point emprunter le très-grand nombre
de ceux qu'on trouve dans les différens auteurs, je démontrerai bien plus
folidement la vérité du principe que
je viens d'établir, en prouvant que
c'eft à ce principe même que M. Louis

a dû le succès qu'il cròyoit pouvoir attribuer au principe contraire qu'il a développé.

M. Louis n'est pas le premier qui ait pensé que le bandage seul pouvoit suffire pour la réunion du bec-de-lievre. M. Pibrac a employé un assez long paragraphe de son mémoire pour le prouver ; mais personne, avant M. Louis, n'avoit prétendu que les bandages qu'on employoit pour cela, dussent leurs succès à la compression qu'ils formoient sur les fibres motrices des muscles divisés.

Le jour dans lequel cet auteur a mis ses idées, nous prouve bien clairement qu'il est possible d'avoir des succès sans connoître le principe d'après lequel on les obtient ; s'il a guéri des becs-de-lievres par le seul bandage, ce n'est sûrement pas parce que les tours de bande qu'il a faits sur le visage des malades, comprimoient & tenoient en extension les fibres motrices des muscles qui, dans ce cas, se trouvent divisés ; il lui sera aisé de se convaincre, quand il voudra y rapporter quelque attention, que ce bandage, quel qu'il soit, ne peut pas produire cet effet ; le cafque décrit par Nuck, les agraffes d'Hifter, le demi-cercle d'acier, la baleine recommandée par M. Quenay, les différens bandages qu'on a fouvent employés pour foutenir les futures, ne maintiennent les levres de la plaie rapprochées, dans le bec-de-lievre, qu'autant que ces différens moyens tendent & fixent le point mobile du grand zigomatique, du triangulaire, qui font les antagoniftes de l'orbiculaire. Les compreffes appliquées fous les bandages dont nous venons de parler, foutiennent les plis qu'on fait former aux joues par les mains de l'aide ; & comme l'attache mobile des différens mufcles dont on doit gêner l'action, fe trouve dans ces plis, le vrai premier principe de la réunion eft rempli, les mufcles antagoniftes des mufcles divifés n'ont plus d'action, ils font ainfi maintenus dans leur plus longue extenfion. La mentonniere, que l'on a de tous les tems placée, avec raifon, au rang des moyens qui concourent le plus à maintenir les bords du bec-de-lievre dans le rapprochement, n'auroit point été

été omife par M. Louis, s'il avoit été pénétré de ces idées.

Quelle qu'ait été l'intention des maîtres de l'art, qui ont procuré par le bandage feul la réunion des plaies, il eft certain qu'ils ont toujours dû leur fuccès aux principes établis ci-deffus : les parties divifées n'auroient jamais été maintenues dans un contact immédiat, fi l'on ne s'étoit pas oppofé à l'action antagonifte.

Lorfque les plaies du bas-ventre, par exemple, font longitudinales, on peut en obtenir la réunion à la faveur du bandage de corps fuffifam-ment ferré ; l'effet le plus important de ce bandage eft de s'oppofer à l'im-pulfion des inteftins ; quand ces vif-ceres font eux-mêmes comprimés par le diaphragme, ils ont néceffai-rement une action antagonifte à celle des mufcles abdominaux.

Les différentes compreffes qu'on applique fous le bandage circulaire ne compriment point, comme on pourroit le croire d'après le précepte de M. Louis, les fibres motrices des parties divifées, au point d'en pro-curer l'alongement ; leur principal

H

effet eſt de s'oppoſer à l'écartement des levres de la plaie des tégumens, & de rendre la compreſſion plus douce.

Si, dans cette même région, la plaie ſe trouve ſituée tranſverſalement, on doit alors incliner le tronc ſur le baſſin : en tenant ainſi en extenſion le ſacrolombaire & les autres muſcles qui concourent à relever le tronc, on maintient les bords diviſés de leurs antagoniſtes dans l'exacte contiguïté.

Je crois inutile de dire ici que, pour les plaies du bas-ventre, il eſt eſſentiel de combiner les différentes ſituations, relativement à la direction variée des fibres des muſcles qui ſont placés dans cette région.

C'eſt d'après le précepte de maintenir dans la plus longue extenſion les muſcles antagoniſtes des muſcles coupés, quele célebre M. Petit a fait conſtruire ſon bandage pour la réunion du tendon d'Achille. Cet exemple, que M. Louis a rapporté en faveur de ſon principe, auroit dû le tirer de ſon erreur. Je conçois à peine comment un écrivain auſſi judicieux,

qui ne s'est jamais occupé de traiter une question sans la faire paroître
sous un nouveau jour, a pu voir
dans la situation fléchie que M. Petit
donnoit à la jambe dans ce cas, le
dessein de faire une compression sur
les muscles dont le tendon est divisé,
afin de leur procurer plus d'extension. Si M. Louïs s'est occupé de la
réunion de quelques tendons d'A-
chille, il doit savoir qu'une flexion
portée au point où il la faudroit pour
occasionner cette compression, seroit
ridicule & insupportable au malade.
Il y a quelques années que j'ai réuni
le tendon d'Achille à un maître-d'hôtel
de M. de Boulogne ; j'avois un peu
trop raccourci les liens qui tenoient
la pantoufle : il s'en falloit cependant
de beaucoup encore que la cuisse ne
comprimât les muscles jumeaux &
solaires ; le malade ne put soutenir
cette attitude, je fus obligé de
relâcher le bandage. Les connoissances
que M. Petit avoit acquises en anatomie, lui avoient fait reconnoître
dans la flexion de la jambe les avantages réels de la situation. M. Louïs
les auroit également connus, s'il avoit

fait attention que les muscles jumeaux
font attachés par leur partie supérieure à la partie inférieure & postérieure du fémur, au-deſſus des condiles de cet os, & s'il avoit voulu auſſi
ſe rappeller que les muscles extenſeurs de la jambe ſont des antagoniſtes des jumeaux, par la raiſon que
ces derniers ſervent quelquefois à
fléchir la jambe ſur la cuiſſe.

Je ne ſerai point aſſez injuſte envers M. Petit pour croire qu'il a fait,
dans cette occaſion, une application
auſſi juſte du principe de la ſituation
que je viens d'établir, ſans le connoître. Je laiſſe à M. Louis l'avantage
de nous avoir prouvé que ce grand
maître n'a été conduit que par une
aveugle routine, lorſqu'il nous a
donné une des inventions qui a fait le
plus d'honneur à la chirurgie Françoiſe.

# DISSERTATION

*Où l'on prouve que la situation seule suffit pour procurer la réunion des fractures transversales de la rotule.*

Il n'est point de fracture qui ait autant exercé le génie de l'art que celle de la rotule. On n'a pas toujours été d'accord sur les différentes causes qui pouvoient la produire ; on a long-tems nié qu'elle pût avoir lieu par le seul effort des muscles. Ruisch & d'autres auteurs rapportent des faits qui prouvent que cet os peut être fracturé transversalement, sans avoir été exposé au choc des corps extérieurs. Mais quelque attention qu'on ait apportée à recueillir les observations, quelque soin qu'on ait pris d'examiner les différentes rotules qui avoient été fracturées , l'on semble être autorisé encore aujourd'hui à mettre en problême si les fractures transversales de la rotule sont susceptibles de réunion. L'affirmative a quelques défenfeurs ; un très-grand nombre de chirurgiens, des hommes même d'un mérite diftingué, & qui femblent avoir obfervé avec foin, n'héfitent point à prononcer que cette efpece de fracture ne peut jamais être réunie. Parmi ces derniers, il en eft qui ont affez de confiance dans leur fyftême pour confeiller au malade de marcher auffi-tôt que les premiers accidens font diffipés, & de fe condamner ainfi à fupporter le refte de fa vie les défagrémens qu'entraîne effentielle-ment après elle cette efpece de folution de continuité. Les partifans de cette opinion fe font fans doute cru auto-rifés dans cette conduite, parce qu'ils ont vu les plus grands maîtres échouer dans le traitement de cette maladie, & parce qu'ils ont éprouvé par eux-mêmes que les moyens que l'on regardoit comme les plus fûrs deve-noient abfolument infuffifans. Cette façon de penfer eft de tous les états ; on n'héfite point à regarder comme infurmontables les difficultés que les fiecles & les travaux des plus grands hommes n'ont pas pu applanir.

On n'a pas toujours attribué le défaut de réunion à la même caufe ; les uns en ont accufé la nature même de l'os, les fucs qui l'arrofent ; d'autres ont regardé fa fituation & fon exiftence habituelle dans la finovie, comme le principal obftacle ; d'autres enfin ont cru trouver la preuve de l'impoffibilité de réunion dans le manque de périofte. L'analogie qu'a la rotule avec d'autres os du corps humain, dont les fractures ne font point regardées comme incurables, fuffiroit pour renverfer ces différens raifonnemens ; mais leur inconféquence devient bien plus frappante encore, lorfqu'il eft prouvé que les fractures longitudinales ou perpendiculaires du même os, fe réuniffent avec beaucoup de facilité.

Un colporteur, chargé d'une malle affez pefante, tomba fur la glace ; les genoux porterent avec force ; on l'amena chez mon pere qui reconnut que la rotule droite étoit fracturée en trois parties ; la portion de cet os, que les tendons extenfeurs de la jambe avoit entraînée, étoit d'une feule piece, comme dans les fractures tranfverfales ; celle qui tenoit au ligament qui attache la rotule au tibia, étoit divifée en deux parties, fuivant la ligne perpendiculaire. Les acccidens primitifs exigerent quelques faignées & des fomentations ; la tendance que la portion fupérieure avoit à s'écarter des inférieures, & quelques autres exemples de défaut de réunion, déterminerent mon pere à tirer un pronoftic qui déplut au malade ; en conféquence on le remercia le lendemain. Le traitement de cette fracture fut confié à un de ces hommes qu'on appelle dans la province Radoubeurs : celui-ci promit une guérifon prompte & parfaite. Mais que ne promet-on pas lorfqu'on ignore ce qu'on ne peut pas tenir ? Un éleve en chirurgie, qui alla quelques jours après voir le bleffé, trouva le bandage le plus ridiculement fait fur la partie : malgré cela, les deux pieces inférieures, qui avoient été féparées longitudinalement, fe réunirent ; mais il a toujours exifté entre celle-ci & la piece fupérieure un vuide de plus de deux travers de doigts.

D'après ce fait & un très-grand nombre d'autres qui atteftent la facilité avec laquelle les fractures longitudinales de la rotule se réunissent, je ne pense pas qu'on puisse encore trouver dans la rotule même la cause du défaut de réunion des fractures transversales.

La substance de cet os ne peut pas varier avec la direction de ses fractures, si les sucs qui l'arrosent soudent les pieces, lorsqu'elles sont divisées dans un sens; on ne voit pas pourquoi, lorsque la solution de continuité est dans un sens contraire, ces mêmes sucs n'auroient pas cette vertu. Si le mêlange de la sinovie avec l'humeur qui est destinée à former le cal, pouvoit en empêcher la consolidation, pourquoi cet inconvénient n'auroit-il pas également lieu dans tous les cas ? Si enfin le manque de périoste s'opposoit à la réunion de l'une de ces fractures, pourquoi dans l'autre la réunion se feroit-elle sans périoste? Il est évident qu'il faut chercher une autre raison de cette différence essentielle.

Fabrice de Hildain, le plus célebre chirurgien de son siecle, avoit reconnu, comme nous, qu'il étoit facile d'obtenir la guérison

H v,

des fractures longitudinales de la rotule, pourvu que l'on ne négligeât
pas les moyens généraux. Il avoit
cependant décidé que les tranfverfales
étoient incurables; les fractures obli-
ques ne lui paroiffoient pas plus fufceptibles de guérifon que les précédentes. Ce prononcé eft le fruit de'fon
obfervation. *Ex his videre eft fractu-
ram hancce patellæ in tranfverfum vel
obliquum factam, nullâ arte, nulláque
induftriá fine claudicatione curari poffe.*
Ce n'étoit point dans la rotule même
que Hildain trouvoit la caufe du défaut de réunion; il s'explique très-
clairement fur cet objet important.
La force rétractive des mufcles extenfeurs de la jambe, le reffort du tendon
aponévrotique, qui retient la rotule
attachée à la partie fupérieure du tibia, étoient, felon lui, des obftacles
infurmontables qui s'oppofoient à
la confolidation des pieces divifées.
Hildain n'ignoroit pas les préceptes
des hommes inftruits qui avoient
exifté avant lui; il dit que l'on peut,
ainfi que le prefcrit Paul d'Ægine,
étendre les mufcles qui retiennent les
parties écartées, afin d'en procurer

le rapprochement ; mais il ne penſe pas qu'en ſuppoſant même que l'on pût parvenir à remplir cette premiere indication, il fût poſſible de maintenir les parties rapprochées auſſi long-tems que la conſolidation parfaite l'exige. Il croit que les bandages qui conviendroient pour produire cet effet, occaſionneroient eſſentielle-ment de vives douleurs qui ren-droient l'appareil inſupportable au malade. *Aut ſi conjuncta tamdiù prop-ter doloris vehementiam faſciis aut ſple-niis retineri poſſe, donec mediante callo ſint connexa, vix crediderim.*

Quoiqu'il y ait bientôt deux ſiecles que cette doctrine eſt connue, l'art n'eſt point parvenu depuis à un plus haut degré de perfection ſur ce point ; les obſtacles ſont les mêmes ; les dif-férens efforts qu'on a faits pour jetter plus de jour ſur cette queſtion, ſem-blent s'être bornés à juſtifier le pro-noſtic de Hildain. Il eſt conſtant que ceux qui ſe ſont occupés de cette eſpece de fracture, ont apperçu comme lui la difficulté qu'on éprou-voit à maintenir les pieces dans le rapprochement, dans cette coapta-

tion précife fans laquelle la réunion
ne peut pas avoir lieu. Il me paroîtroit ridicule de nier cette affertion,
d'après le nombre infini de bandages
qu'on a inventés, & qu'on invente
encore chaque jour pour donner aux
mufcles cette extenfion qu'on croyoit
indifpenfablement néceffaire. La multitude de ces machines, leur différente
compofition, l'importance que chaque auteur attache à la fienne, fans
cependant pouvoir affurer qu'il en
ait tiré quelque avantage, prouvent
auffi que l'on n'en a pas encore trouvé
une feule qui puiffe mériter la confiance des gens inftruits ; toutes font
affujetties aux mêmes inconvéniens,
toutes ont pris naiffance dans le même
principe ; & puifque le principe étoit
faux, il n'étoit pas poffible que les
moyens qu'il fuggéroit puffent être
utiles.

On auroit dû s'appercevoir depuis
long-tems qu'on ne pouvoit point
foutenir en extenfion les mufcles, en
appliquant des bandages fur les faif-
ceaux de leurs fibres charnues, ainfi
que l'a propofé M. Louis. C'eft une
regle fûre, & de laquelle on ne peut

point s'écarter sans pécher contre les premiers principes de l'art ; tous les bandages qui seront suffisamment serrés pour maintenir les pieces d'une rotule fracturée, soit transversalement soit obliquement, dans le contact immédiat, deviendront absolument insupportables ; bientôt leur application sera suivie des accidens les plus graves ; l'engorgement des vaisseaux, la tuméfaction de la partie & la gangrene, sont les suites indispensables de cette ridicule manœuvre.

Si l'on ne pouvoit pas trouver d'autres moyens que ceux qui sont connus & recommandés par nos maîtres pour la guérison de cette espece de fracture, les partisans de la non - réunion seroient autorisés dans leurs idées, ils seroient fondés à dire avec Hildain : *nullâ arte, nullâque industriá, sive claudicatione curari posse.*

Il est donc très - important pour l'humanité, de démontrer que les pieces d'une rotule fracturée transversalement peuvent être maintenues dans le contact immédiat, sans faire aucun effort sur les parties auxquelles elles font attachées, & qu'il n'eft point de fracture où cette indication effentielle puiffe être auffi commodément remplie. Cette idée eft une jufte conféquence des vérités que j'ai établies dans ma differtation fur la réunion des plaies; mais il n'eft peut-être pas d'occafion où je puiffe démontrer d'une maniere plus frappante les deux propofitions conftitutives de ce principe; c'eft - à - dire, que la fituation feule fuffit pour la réunion des plaies, & que le véritable principe de la fituation n'étoit pas encore connu.

En effet, fi l'on avoit fçu que les parties n'étoient dans la fituation la plus favorable à la réunion, que lorfque le point mobile du mufcle divifé fe trouve dans le rapprochement le plus parfait de fon point fixe, on auroit reconnu plutôt qu'il fuffifoit de maintenir la partie dans cette fituation, pour affujettir ces deux portions du mufcle divifé dans le contact immédiat; on auroit fenti qu'il étoit inutile de faire éprouver à l'une ou à l'autre le plus léger tiraillement. Hildain n'auroit point regardé

les fractures tranſverſales de la rotule comme incurables ; depuis lui
Duvernay n'auroit point avancé,
dans ſon traité des maladies des os,
que lorſque le ligament qui attache la
rotule au tibia ſe caſſe, on ne peut
pas eſpérer de remédier à cet accident, par la raiſon que l'on ne peut
pas fixer la rotule ; on ne ſe ſeroit
point occupé à imaginer des bandages
pour forcer les muſcles & les maintenir hors de leur longueur propre :
enfin, l'on n'auroit point eu recours
à des moyens dangereux pour ſe
procurer un avantage qu'on trouve
dans la ſituation ſeule. Toutes les erreurs qui ſe ſont accréditées ſur ce
point n'ont paru avoir quelque fondement, que parce qu'on a cru, juſqu'à ce jour, avoir rempli le précepte de la ſituation, pour les fractures tranſverſales de la rotule, en
plaçant l'extrêmité inférieure dans un
plan horiſontal avec le tronc. Si quelques praticiens ont recommandé d'é-
lever un peu la jambe par des oreillers, ils n'ont eu d'autre intention
que de faciliter le retour des liqueurs :
ils ont toujours cherché d'autres

moyens pour rapprocher les pieces écartées.

Si, comme je le propose aujourd'hui, après avoir étendu la jambe sur la cuisse ils euffent porté l'extrêmité inférieure au point le plus élevé où les mufcles extérieurs peuvent la porter eux-mêmes, lorfqu'ils ont confervé leur action ; si, dis-je, ils euffent ainfi rapproché l'attache mobile ou inférieure des vaftes & du crural, de leurs attaches fupérieures, ils auroient vu alors que les pieces étoient dans un contact le plus immédiat ; & que pour en procurer la réunion il ne s'agiffoit que de s'oppofer à ce qu'elles puffent vaciller fur les côtés.

Tel eft cependant ce fecret fi fimple, qui bannit à jamais tous les bandages & les différentes machines qu'on avoit inventées pour gêner l'action des mufcles.

D'ailleurs, rien n'eft plus facile que de maintenir la partie au point d'élévation que j'ai défignée : une pantoufle, à laquelle on attache un lien de chaque côté & un troifieme à la pointe, qui doivent être affez longs pour venir s'attacher au bandage de corps, remplira parfaitement toute l'indication. Il est cependant essentiel de placer sous la jambe & la cuisse, des oreillers assez gros pour les soutenir, & pour soulager le premier bandage : par ces moyens simples l'on est sûr de maintenir les pieces divisées dans la proximation parfaite sans laquelle la réunion ne pourroit jamais avoir lieu.

# DE LA LUXATION
## *DE LA ROTULE.*

Après avoir prouvé, contre l'opinion reçue, qu'il n'y a rien de plus aisé que de maintenir, par la seule situation dans le contact immédiat, les pieces d'une rotule fracturée transversalement, il me reste à faire l'application du même principe à la luxation de ce même os.

On ne pourra s'empêcher d'être étonné en me voyant attacher quelque importance à une question qui, de tous les tems, a paru aussi simple; on sera encore plus surpris en m'entendant dire que nous n'avons point de notions exactes sur ce point, & qu'il est très-essentiel pour l'humanité de substituer de nouveaux principes à ceux qu'on nous a donnés jusqu'à ce jour pour cette espece de réduction. Avant que d'avancer cette vérité, j'ai prévu qu'elle ne pourroit être que difficilement accueillie. Les

connoiſſances acquiſes ſur cet objet,
l'idée que ſe ſont formée ceux qui
ont traité cet article de la chirurgie
avant moi, ſemblent abſolument placer cette queſtion au nombre de celles
qui ſouffrent le moins de difficulté;
ſelon eux, rien n'eſt plus facile que
de réduire une rotule qui a été déplacée par un coup ou une chûte.
J'oſe cependant aſſurer, contre toutes
ces autorités, qu'il eſt très-difficile,
pour ne pas dire impoſſible, de faire
cette réduction en ſuivant les principes reçus. Qu'on ne penſe pas que
je cherche à me former des difficultés
pour me réſerver l'avantage de les
réſoudre : c'eſt à l'expérience que j'en
appelle; des faits connus me juſtifie-
ront de cette imputation, & d'après
les exemples que je rapporterai, on
croira ſans peine avec moi de deux
choſes l'une, ou que les différens auteurs qui ont traité de la luxation de
la rotule, ne ſe ſont jamais trouvés
dans le cas de remédier à cet accident, ou qu'il ne nous ont pas tranſmis fidélement les procédés qu'ils ont
ſuivis pour faire cette réduction.
Examinons d'abord quelles ſont leurs
idées à cet égard.

Guy de Chauliac & Paré nous ont donné les mêmes préceptes, l'un & l'autre recommandent de placer le malade fur le pied de la partie luxée, en terre unie ou fous une table, & qu'alors le chirurgien doit faire la réduction en pouffant avec la main la rotule du côté où elle incline.

Platner dit qu'il faut placer l'extrêmité luxée fur un banc, fituer la jambe dans l'adduction, l'abaiffer, faire des extenfions & replacer la rotule avec la main.

Hifter s'exprime dans des termes qui annoncent toute le confiance qu'il avoit dans ces procédés; il affure qu'il n'y a point de difficulté à réduire la rotule, & que, pour le faire avec facilité, il faut coucher le malade fur un lit ou fur une table, de façon que l'extrêmité luxée fe trouve dans le plan horifontale avec le tronc, & qu'en faififfant alors la rotule ferme-ment avec les doigts, on la replace; il a ajouté à cela que cette opération peut également fe faire comme Guy de Chauliac & Paré l'ont recom-mandé.

M. Petit, dans fon traité des maladies des os, avance que la luxation de la rotule est peu dangereuse par elle-même ; il donne pour précepte de maintenir le genou autant étendu qu'il peut l'être ; la partie étant ainsi placée, de pousser en bas les muscles extenseurs de la jambe, & les ramener vers leur insertion, en pressant la rotule avec la main pour la mettre dans sa place.

Duvernay, dans un traité qui a le même titre que celui que je viens de citer, n'a même pas cru que cette luxation pût mériter une attention particuliere ; il en fait mention, mais il néglige de rapporter les procédés qu'il faut suivre pour la réduire.

Il est donc évident qu'il n'y a pas un seul de ces auteurs qui suppose le plus léger obstacle. Il est vrai qu'ils n'ont point étayé leur doctrine par des observations ; mais consultons actuellement l'expérience, & voyons si elle tendra à confirmer leurs idées.

Un malade fut conduit, il y a quelques années, dans l'un des plus considérables hôpitaux de l'Europe ; j'ignore quelle avoit été la cause de l'accident, il avoit une luxation com-

plete de la rotule, cet os étoit placé
comme de champ fur le condile externe du fémur. Les principaux éleves
en chirurgie de cette maifon, parmi
lefquels il en étoit d'inftruits, recon-
nurent aifément la maladie; ils cher-
cherent dans le premier inftant à y
remédier; ils ne négligerent point les
différens moyens recommandés; ils fe
conformerent aux préceptes reçus,
mais tous leurs efforts devinrent inutiles. Le chirurgien en chef, qui a
mérité la confiance du public par un
long exercice de fon art, & qui peut
à jufte titre être placé au rang des
premiers praticiens, tenta à fon tour
de faire cette réduction. Ses premiers
foins paroiffoient négligés; il croyoit
fans doute, avec Hifter, qu'il ne
pourroit point rencontrer de diffi-
·culté dans une opération auffi fimple.
Le défaut de fuccès le défabufa, il
eut recours aux différentes attitudes;
le malade fut placé fur le pied de la
partie luxée; il fut fitué horifontale-
ment; on fit des extenfions; on effaya
de ramener, fuivant l'idée de M. Petit,
les mufcles extenfeurs de la jambe
vers leur infertion. Malgré tous ces

foins, la rotule refta immobile fous
la main du praticien étonné ; on effaya de quelques machines ; tous ces
efforts furent vains, & il apprit encore une fois qu'il étoit fage de fe
défier des préceptes , lorfqu'on n'a
pas encore été dans le cas d'en reconnoître la folidité dans la pratique. Les
difficultés parurent enfin fi infurmontables, dans cette occafion , que l'on
crut qu'il ne reftoit que la cruelle al-
ternative ou d'abandonner le malade
a fon état , ou d'ouvrir la capfule articulaire, afin de paffer un éleva-
toire entre le fémur & la rotule. Ce
dernier parti fut celui que l'on choifit
pour faire cette réduction. Je ne ferai
point ici le tableau des accidens auxquels cette opération donna naiffance ; les gens de l'art devineront
aifément quelles en furent les fuites :
j'aurois même defiré pouvoir me difpenfer de rappeller ce fait ; mais il devenoit effentiel pour juftifier ce que
j'ai avancé ; je n'aurois pas pu le diffimuler fans trahir les véritables inté-
rêts de l'art. Il feroit poffible que les
procédés que l'on a fuivis dans cette
occafion euffent encore des victimes :

Il est donc important de s'élever
contre, pour prévenir de pareils accidens, & de prouver que rien ne
sera plus facile que de réduire ces
luxations lorsqu'on suivra des préceptes plus conformes aux véritables
indications.

La capsule articulaire, en s'atta-
chant à la circonférence de la rotule,
contribue à la maintenir dans sa place;
mais cet os est plus spécialement soutenu dans son articulation, par son
ligament antérieur qui le fixe au tibia, & par le tendon applati des
muscles extenseurs qui s'implantent
dans sa propre substance : c'est de ces
muscles que dépendent tous les mouvemens de la rotule, ou, pour mieux
dire, elle ne jouit que d'un mouvement commun ; de maniere qu'on
pourroit la regarder comme une dé-
pendance de leur tendon : c'est donc
à leurs différentes positions qu'il faut
porter toute son attention.

Il y a tout lieu de croire que les
auteurs dont j'ai rapporté la doctrine sur ce point, avoient reconnu
que les difficultés qu'on éprouvoit à
réduire ces luxations, dépendoient de
ces

ces muſcles extenſeurs ſeuls. Ils
avoient preſſenti que la rotule étoit
plus ou moins mobile, à raiſon de
ce que le crural & les vaſtes étoient
plus ou moins en extenſion; l'examen de ces parties, dans l'état de
ſanté, ne leur avoit pas permis de
douter de cette vérité; c'eſt ſans
doute d'après ces réflexions, qu'ils
ont donné pour précepte de ſituer
l'extrêmité inférieure horiſontale-
ment, ou de placer le malade de-
bout, afin de permettre aux fibres
motrices des extenſeurs de la jambe
de ſe rapprocher de leur longueur
propre, il eſt poſſible auſſi qu'en ſe
conformant à leurs préceptes ils aient
réuſſi à réduire des luxations incomplettes : dans cette eſpece les muſcles ne ſouffrent, pour ainſi dire,
aucun déplacement; la facette interne
de la rotule peut ſe trouver ſur le
condile externe, ou bien la facette
externe ſur le condile interne, ſans
que les muſcles éprouvent de dérangement; leur direction eſt toujours
à peu près la même.

Mais il n'en eſt pas ainſi dans les
luxations complettes, dans celles où

la rotule a paſſé de la partie antérieure à la partie latérale des condiles,
ſur leſquels elle reſte couchée comme
de champ. Cet accident ne peut pas
avoir lieu ſans que les extenſeurs de la
jambe & le ligament antérieur perdent
leur direction, & ils ne peuvent pas
s'en écarter ſans acquérir plus de
longueur : dans ce cas, lors même
que l'on a placé la jambe, ſoit hori-
ſontalement, ſoit perpendiculaire-
ment, les muſcles ſe trouvent au
même point d'extenſion où ils ſont
dant l'état naturel lorſque la jambe
eſt fléchie : d'où il doit eſſentiellement réſulter que, dans les luxations complettes, la rotule ſe trouve auſſi immobile & auſſi ſerrée
contre la partie latérale du condile
qu'elle l'eſt dans l'état ordinaire,
contre la partie antérieure, quand la
jambe eſt fléchie. Je me crois donc
autoriſé à avancer ici, comme je
l'ai déjà fait, que l'on ne peut pas
réduire une luxation complette en
ſuivant les préceptes qui nous ont
été donnés par nos maîtres. Il me
ſemble qu'on auroit dû s'appercevoir plutôt de la différence eſſentielle

qui exiſte entre ces deux luxations. Comment l'expérience n'a-t-elle pas appris qu'elles n'offroient pas les mêmes difficultés ? Comment, d'après l'idée où l'on étoit qu'il falloit, pour réduire la rotule, placer les muſcles extenſeurs dans un état de relâche, n'a-t-on pas vu que dans la luxation complette, les fibres de ces organes étoient encore dans une forte exten-ſion, lorſqu'on avoit placé les parties dans les ſituations recommandées ? Comment, enfin, n'a-t-on pas ſenti que, pour mettre la rotule en état d'être replacée avec facilité par la main du chirurgien, il falloit rapprocher le plus près poſſible le point mobile de ſes muſcles de leur point fixe : ce qu'il eſt très-aiſé de faire, ſoit en ployant le tronc ſur la cuiſſe, ſoit en portant la cuiſſe ( la jambe étant étendue ) ſur le tronc, & en maintenant ainſi pendant l'opé-ration l'extrémité inférieure dans l'état où elle ſe trouve lorſque les extenſeurs ſont dans leur plus forte contraction ? D'après ce que j'ai dit ſur l'amputation, ſur la réunion des plaies, & la fracture de la rotule,

je crois pouvoir me difpenfer d'entrer ici dans de plus longs détails ;
mon principe eft affez développé
pour en faire fentir toute l'utilité :
il me fuffira, j'efpere, de l'étayer
d'une obfervation, dans laquelle je
trouve tout à la fois l'avantage de
démontrer l'infuffifance abfolue des
préceptes reçus, & la folidité de celui que j'établis.

M. le Comte de D . . . . . . paffant
à cheval dans la rue Montmartre, fut
heurté au genouil droit avec force,
par un cavalier qui venoit en fens
contraire ; il reffentit dans l'inftant
la plus vive douleur, & il s'écria
qu'il étoit bleffé ; l'on vint à fon fecours. Après l'avoir defcendu de cheval, on le tranfporta dans l'arriere-
boutique d'un marchand : il y fut
placé fur un matelas ; on appella à fon
fecours M. Bout.., l'un de nos confreres. Ce chirurgien trouva une luxation complette de la rotule ; il plaça
l'extrêmité inférieure dans le plan
horifontal ; il fit ramener les mufcles
extenfeurs vers leur attache inférieure : il eut recours aux extenfions,
ainfi que le prefcrit Platner : il em-

ploya tous les moyens recommandés pour faire cette réduction. Malgré tous fes efforts, la rotule reftoit
toujours ferrée contre le condile externe, fans qu'il pût la faire vaciller.
Il tenta auffi de placer le bleffé fur le
pied ; mais les douleurs étoient fi vives, qu'il ne put fupporter cette attitude. Pendant que M. Bout... faifoit
ainfi des tentatives infructueufes, l'un
des gens du Comte étoit allé chercher
M. Veyret, fon chirurgien ordinaire. Ce maître de l'art reconnut au
premier toucher la luxation complette de la rotule. Peu confiant dans
les préceptes que les auteurs nous
ont laiffés, connoiffant d'ailleurs la
folidité du principe de la fituation
que j'ai établi, raffermi dans ces premieres idées par la multitude de tentatives vaines que venoit de faire fon
confrere, il conçut que, pour ramener cette rotule à fa place, il falloit
donner à la partie une autre fituation.
En conféquence il prit le talon de la
main gauche, & l'élevant par grada-
tion, il foulevoit ainfi toute l'extrêmité inférieure. Il avoit appuyé fon
autre main fur la rotule ; peu à peu

la jambe & la cuisse formoient avec
le corps, un angle moins obtus. Cette
extrêmité devint presque perpendiculaire, tandis que le tronc resta
horisontal. En cet état, l'action des
vastes & du crural étoit absolument
nulle, & leurs fibres motrices étoient
dans le relâche parfait. La rotule devint alors vacillante : en la poussant
vers la partie interne, M. Veyret en
fit la réduction avec la plus grande
facilité. Un instant après, le blessé
traversa la boutique, en se soutenant
assez légérement sur ses gens; il monta
sans beaucoup de peine dans sa voiture ; les douleurs étoient déjà infiniment moindres : une saignée, des
compresses imbibées d'une liqueur légérement résolutive, soutenues d'un
seul bandage contensif, acheverent
cette cure. Cinq jours après, M. le
Comte put sortir ; il n'a pas éprouvé
depuis, la plus légere douleur dans
le genouil.

Il est bien étonnant que nos pré-
décesseurs ne se soient pas occupés
plus spécialement de la maladie qui
fait ici le sujet de mes réflexions.
L'on a peine à concevoir comment
l'on a pu rester jusqu'à ce jour sans

apporter des réformes sur un point aussi important de la chirurgie.

Je n'avancerai pas que les luxations de la rotule, que nous avons appellées complettes, sont plus communes que les incomplettes; mais je puis du moins assurer que je connois trois exemples des premieres, tandis que je n'en ai pas trouvé un seul des secondes dans le cours de ma pratique.

Cette particularité paroîtra peut-être étonnante au premier coup-d'œil. Il n'est cependant pas difficile d'en rendre raison. Pour n'en pas être surpris, il suffit de savoir que les facettes de la rotule, & les condiles du fémur, se touchent par des surfaces très-lisses & polies. D'ailleurs, cette espece d'articulation se fait par des éminences & des cavités superficielles; de maniere que les muscles qui s'implantent dans la rotule, doivent, par leur propre ressort, ramener sans peine cet os dans sa place, dès qu'il en a été chassé par un coup qui n'a eu qu'une force suffisante pour le luxer incomplettement; d'où il résulte que les luxations incomplettes doivent être infiniment rares.

✶✶✶✶✶✶✶✶✶✶✶✶✶✶✶✶✶✶✶✶

# DISSERTATION

## SUR

## LE BEC-DE-LIEVRE,

*Où l'on propose un nouveau bandage, en forme d'agraffe, pour en procurer la réunion.*

D'APRÈS ce que j'ai dit en général sur le premier principe de la réunion, il est évident que le rapprochement des levres d'une plaie doit être plus ou moins difficile à obtenir, à raison de ce que l'on éprouve plus ou moins de difficulté pour maintenir en extension les fibres antagonistes de celles qui font coupées ; mais il est essentiel de faire observer ici qu'il existoit une contradiction manifeste entre la vraie doctrine & les préceptes reçus. Les plaies profondes des muscles les plus forts, pour lesquelles on a cru que l'art devoit employer les sutures, les bandages les plus compliqués, & en plus grand nombre, font précisément celles qu'il est le plus aisé de maintenir ; la difficulté ne provient jamais de la force des mufcles ; celui de ces organes dont la fonction femble exiger le plus de vigueur, celui de tous qui a le plus de fibres, eft retenu en extenfion fans aucune peine, lorfqu'on peut affujettir fon point mobile.

Les plaies qui exigent le plus d'attention & le plus de foin pour leur réunion, font celles qui font faites dans des parties où le tiffu des fibres eft varié, celles où l'on diftingue difficilement la fibre coupée d'avec fon antagonifte. Telles font les plaïes des tégumens, les plaies de ces mufcles que quelques anatomiftes ont improprement appellés *cutanés*, celles des fibres mufculaires, dont les antagoniftes n'ont pour point mobile que d'autres mufcles, leur aponévrofe, & fouvent la peau elle-même : de-là vient la difficulté qu'on a éprouvée à maintenir dans le contact immédiat les levres de la plaie qui réfulte du bec-de-lievre.

D'après le mémoire de M. Pibrac, fur l'inutilité & les inconvéniens de la future entortillée, que nos anciens fembloient n'avoir inventée que pour le bec - de - lievre , il eſt évident qu'il ne nous reſteroit plus rien à deſirer ſur ce point de chirurgie, ſi les bandages qu'on a employés juſqu'à ce jour pour procurer la réunion des plaies qui réſultent de l'opération du bec-de-lievre, pouvoient remplir cette indication auſſi ſûrement que quelques auteurs modernes l'ont prétendu ; mais l'expérience, qui eſt le plus ſûr guide, nous a prouvé le contraire, & nous avons vu que les bandages ſur leſquels on ſembloit pouvoir le plus compter pour la réunion de ces eſpeces de ſolutions de continuité, ne répondoient pas toujours à l'attente de ceux qui en ſont les plus opiniâtres défenſeurs. C'eſt dans cette perſuaſion que j'ai fait conſtruire l'agraffe dont je donnerai la deſcription. Ce nouveau moyen rentre dans la claſſe des bandages ; on peut à ſa faveur maintenir avec plus de ſolidité les levres de la plaie dans un contact immédiat.

Si la réunion de la plaie qui réſulte de l'opération du bec-de-lievre, qui eſt un vice de conformation , n'eſt pas auſſi difficile à obtenir que les anciens ont paru le croire, il eſt prouvé auſſi qu'on ne l'obtient pas avec autant de facilité que le prétendent quelques modernes.

On ne peut point admettre la comparaiſon qu'ils ont cherché à établir entre les différens becs-de-lievre; ces ſolutions de continuité ſont à la vérité les mêmes en apparence, & ne préſentent en effet que la même indication, c'eſt-à-dire la réunion; mais cette réunion ne peut point, dans tous les cas, s'obtenir avec les mêmes moyens; ou du moins ceux qui ſuffiroient pour maintenir rapprochées les levres de la plaie dans un bec-de-lievre produit par une plaie ſimple & récente, n'auroient pas autant d'avantage dans un bec - de - lievre de naiſſance.

Dans les premiers, la réunion eſt de toute facilité, l'écartement qui y ſurvient dépend preſque en totalité du gonflement qui accompagne les plaies contuſes; les bords de la plaie ſe rapprochent preſque immédiatement auſſi-tôt que le dégorgement en eſt fait. Un enfant tomba ſur une bouteille qu'il tenoit à la main, la

levre supérieure fut exactement fen-
·due jusqu'à l'aile droite du nez ; le
gonflement qui y survint produisit
un écartement assez considérable des
levres de la plaie ; je le pansai simplement avec des compresses imbibées
d'eau froide, dans laquelle j'avois
mis un quart d'eau-de-vie. Le lendemain le gonflement étoit dissipé en
très-grande partie, les levres s'étoient
beaucoup rapprochées ; je me con-
tentai d'appliquer dessus un emplâtre
de *triapharmacum*, que je soutins d'un
bandage unissant, modérément serré.
L'enfant fut guéri le huitieme jour.
J'avouerai même que si, dans ce cas,
j'ai fait usage du bandage unissant,
c'est plutôt pour me conformer aux
regles de l'art que par nécessité ; un
simple bandage contensif auroit pu
suffire dans cette occasion. J'ai pansé
quelques autres plaies du même genre
avec des remedes aussi simples, &
j'en ai toujours obtenu la guérison
sans aucune difformité.

- Je ne pense pas qu'on soit autorisé
à conclure de ces succès qu'il seroit
possible, à la faveur de semblables
moyens, d'obtenir la réunion du bec-

de-lievre , lorſqu'il eſt un vice de conformation ; l'écartement qui ſe trouve dans celui-ci n'eſt pas momentané ; j'ai obſervé que la réſiſtance que les bords oppoſoient, lorſqu'on veut les rapprocher, eſt difficile à vaincre ; quand on fait toucher les levres de la plaie, en faiſant froncer les joues, elles laiſſent toujours entre elles quelque vuide, pour peu que le malade faſſe des mouvemens de la mâchoire inférieure. Je ne déciderai cependant point ſi les anciens étoient fondés à attribuer cet écartement à une perte réelle de ſubſtance, je me contenterai de dire qu'il n'eſt pas prouvé qu'ils aient eu tort, mais qu'il eſt certain que M. Louis n'a point eu raiſon d'avancer que, parce qu'il n'y avoit point de perte de ſubſtance, comme les anciens le ſuppoſoient, il n'y avoit dans le bec-de-lievre de naiſſance qu'une ſolution de continuité tout-à-fait ſemblable à celle d'une plaie récente ſur une levre bien conformée. Si cette propoſition étoit vraie , il s'enſuivroit de-là que la réunion de l'un & de l'autre pourroit s'obtenir par les mêmes moyens. J'ai

cru pouvoir nier cette conféquence
que cet auteur n'a pas manqué d'en
tirer ; elle eft démentie par l'obfervation, & je ne doute pas que l'expérience de M. Louis n'ait fouvent
cherché à l'éclairer fur ce point.

Les principaux mufcles, dont la
rétraction occafionne l'écartement
dans le bec-de-lievre de naiffance,
ainfi que je l'ai déjà dit en parlant
des plaies en général, font les mufcles
communs aux levres, le grand zigomatique, le triangulaire ou abaiffeur
de l'angle des levres, &c. Ce dernier
fur-tout, dont une portion affez confidérable des fibres, monte jufqu'à la
partie moyenne de la levre fupérieure, pour fe perdre en partie dans
l'orbiculaire de cette même levre,
réfifte beaucoup à l'extenfion ; fes
fibres ont été de tous tems dans la
contraction, ou, pour mieux dire,
elles n'ont jamais fouffert d'extenfion
foutenue ; en conféquence elles font
beaucoup d'effort fur les différens
moyens qu'on emploie pour les y
maintenir : de-là vient l'infuffifance
des épingles pour retenir les bords de
la plaie dans le rapprochement par-

fait. Fabrice d'Aquapendente eſt celui de tous les auteurs qui m'a paru avoir le mieux obſervé ce que je viens d'avancer. C'étoit pour vaincre cette difficulté, qu'il avoit conſeillé de maintenir pendant pluſieurs jours, avant l'opération, les bords de la diviſion rapprochés par le moyen d'un emplâtre agglutinatif. On conçoit aiſément que, par des précautions auſſi ſages, on doit habituer les muſcles à reſter en extenſion.

Si l'on conſulte les auteurs qui ont traité cette queſtion, on verra qu'ils ont tous également reconnu que les difficultés n'étoient pas les mêmes dans les différens becs-de-lievre, pour en maintenir les bords rapprochés. Il y a donc tout lieu de croire que c'eſt plutôt d'après la difficulté qu'ils ont rencontrée à maintenir les levres de la plaie dans un contact immédiat, qu'ils ont cru qu'il y avoit un manque de ſubſtance, que de penſer, comme l'a fait M. Louis, que c'eſt d'après l'idée de manque de ſubſtance qu'ils ont imaginé la ſuture entortillée, comme le moyen le plus ſûr pour s'oppoſer à la rétraction des parties.

Cette façon de raisonner n'est pas rare; chaque jour nous en fournit des exemples; la pratique nous conduit plus souvent à la théorie que la théorie elle-même à la pratique: on veut se rendre compte de ce que l'on voit, & souvent un fait bien observé nous engage dans les raisonnemens les plus faux; mais de ce que la théorie peche, il ne s'ensuit pas de-là que la pratique soit défectueuse.

C'est également dans l'idée de vaincre la résistance que les bords de la plaie opposent lorsqu'on veut les rapprocher dans le bec-de-lievre de naissance, que Celse, Guillemeau, Thevenin & Manget ont prescrit de faire à chaque joue une incision en forme de croissant qui doit être simplement au cuir, sans pénétrer dans la bouche. M. de la Faye, dans son mémoire sur le bec-de-lievre, imprimé dans le premier volume des mémoires de l'académie royale de chirurgie, a démontré le ridicule de ces procédés douloureux, qui, sans aucune utilité, laissent au malade des cicatrices plus difformes que celles de l'opération.

M. Louis ne s'est point borné à proscrire, d'après M. de la Faye, ces incisions mal entendues, il a aussi avancé que Vanhorne demande que ces incisions se fassent hardiment, *audacter*, dans l'intérieur de la bouche, pour favoriser le rapprochement des bords de la division. On conçoit difficilement comment M. Louis a pu entendre assez peu Vanhorne pour lui prêter des intentions aussi peu chirurgicales. Si l'on veut faire quelque attention à ce que dit cet auteur, on voit que M. Louis n'a point du tout saisi son idée. Ce célebre professeur de Leyde conseille, dans le cas où il y auroit un très-grand écartement, qu'il regarde à la vérité comme l'effet de la perte de substance, de séparer la levre de l'os de la mâchoire. *Quòd si magna labii portio defuerit, audacter ab interiore parte labium separandum at osse malæ subjecto quo possit, & ampliùs extendi labium & hiatus integrè expleri.* On voit par ce texte que Vanhorne n'a point donné lieu à l'erreur qu'on lui prête ; mais il n'est pas le seul qu'on y ait fait participer.

Pour rendre la méprise plus frappante, M. Louis a cru devoir ajôuter à cela que Jean-Guillaume Pauli, premier profeſſeur d'anatomie & de chirurgie à Leipſick, qui a donné en 1707 d'excellentes remarques ſur les œuvres anatomiques & chirurgicales de Vanhorne, ſemble adopter ces inciſions d'après l'autorité de Roon-huyſen.

Il eſt cependant facile de prouver que Jean Pauli n'a pas plus adopté ces eſpeces d'inciſions que Vanhorne; comme commentateur, il a cherché à rendre d'une maniere plus claire encore, un texte qui l'étoit déjà beau-coup par lui-même; il s'étaie de l'au-torité de Nuck, de Roonhuyſen, & il y a joint des réflexions eſſentielles de Verduc; on peut même dire, ſans avancer rien de trop, que, pour peu qu'on ait de notion de la façon dont on pratique l'opération du bec-de-lievre, il n'eſt pas poſſible de ne pas ſaiſir la méthode qu'ils ont décrite. *Antequàm margines forfice acutiori re-ciſcentur, partem labii ſuperiorem inte-rioremque adhuc integram, quo hiatus integrè repleri labiaque eo rectiùs extendi poſſint, aconnatá maxillâ ſuperiori ſepa-*

*raré, & ne gengiva jam feparata denuâ
coalefcat, plumaceolum interponere ju-
bent; modò cultellus, tum monente Verduc, labia magis verfûs quàm gengivas
pro offis denudatione vitandâ dirigatur.*

Ce ne font donc pas les incifions
en forme de croiffant que Vanhorne
& Jean Pauli ont prefcrit de faire
*audacter*, hardiment, dans l'intérieur
de la bouche ; tout homme à qui la
langue latine n'eft point étrangere,
voit que l'opération qu'ils ont con-
feillée eft abfolument la même que
celle que nous ont enfeignée tous
nos maîtres. Fabrice d'Aquapendente
dit que, s'il manque beaucoup de la
levre, & qu'il foit difficile de ramener
les bords, il faut féparer la levre des
gencives. M. de la Faye le confeille
ainfi dans fon mémoire déjà cité.
On ne peut point dire que ces procédés douloureux partent d'une idée
fauffe. M. Louis lui-même rapporte
une obfervation où il jugea cette
opération néceffaire. Comment a-t-il
donc pu la méconnoître dans des expreffions auffi juftes, auffi exactes &
auffi faciles à faifir que celles de Vanhorne & de Jean Pauli? Si nos neveux

jugent de nous d'après ces méprifes, dont les exemples ne font pas rares dans les différens ouvrages que M. Louis a placés fous fon nom dans les mémoires de l'académie, on doit entrevoir quelle idée ils auront de la chirurgie de nos jours.

La tendance qu'ont à fe retirer les bords de la plaie dans le bec-de-lievre de naiffance, étant bien prouvée, il me refte donc actuellement à démontrer qu'il eft facile de les vaincre par l'efpece de bandage que je propofe. Cette agraffe eft compofée de deux pinces qu'on ferre & qu'on maintient ferrées par un écrou ; chacune de ces pinces, dont les branches font paralleles, pour que la compreffion foit égale dans ces différens points, & qu'on a le foin de garnir de linge, pour que la compreffion foit plus douce, embraffe l'un des côtés de la levre fendue, à un travers de doigt de diftance de la plaie ; une vis d'un pouce & quelques lignes de longueur unit les pinces à leur bafe, & fert à les rapprocher mutuellement : ce qui procure, par une extenfion douce & ménagée, la coaptation des parois de la plaie, & les maintient folidement dans un contact immédiat.

On a proscrit avec raifon les panfemens fréquens, fur-tout dans les plaies qui ne préfentent d'autre indication que la réunion. Celles qui réfultent de l'opération du bec-de-lievre font fans doute de cette claffe ; on eft cependant forcé quelquefois de les panfer plus fouvent que les regles générales ne le prefcrivent. Les enfans fourniffent prefque habituellement par les narines une humeur connue fous le nom de *morve* ; cette humeur, en pénétrant les bandes, les compreffes & la charpie, pourroit, fi on la laiffoit féjourner, enflammer les bords de la plaie, & s'oppofer à leur réunion. Quelques auteurs ont reconnu cet inconvénient, & ont propofé des efpeces de gouttieres pour en garantir l'appareil.

A la faveur de l'agraffe on a la facilité de panfer le malade auffi fréquemment que les circonftances l'exigent ; les parties reftent toujours dans le contact immédiat ; on peut, fans rien déranger, examiner le travail de la

nature pour la réunion : ainsi on n'est
point exposé à laisser pendant plusieurs jours une plaie béante ou dé-
sunie dans quelques - uns de ses
points, ce que M. Louis a vu arriver
quelquefois avec son bandage.

L'espece de prurit, qu'on éprouve
dans les plaies même les plus simples,
fait que dans le bec-de-lievre le malade, sur-tout lorsqu'il n'a point encore atteint cet âge où il peut être
retenu par la crainte de garder une
difformité, s'oppose à la réunion parfaite de la plaie, en portant souvent
sa langue à la partie inférieure de la
division. Cette remarque paroîtra
peut-être peu importante ; je ne doute
cependant point que ce ne soit là
ce qui procure l'échancrure qu'on
observe à la levre de ceux qui ont
été opérés même avec la précaution d'emporter au-delà de l'échancrure arrondie, qui se rencontre ordinairement au bord inférieur de chacune des parois de la division.

Cet inconvénient n'auroit-il pas
lieu aussi fréquemment que je pourrois le croire, on conçoit du moins
qu'il est très-possible qu'il arrive. La

vis que j'ai décrite, & qui fert à rapprocher les pinces, conféquemment les parois de la plaie, en s'appliquant immédiatement au bord de la levre, empêche que la langue ne puiffe s'introduire dans la partie inférieure de la plaie, & s'oppofe conféquemment à cette difformité, qui eft d'autant plus défagréable que, pour la corriger, il faudroit faire une feconde opération non moins douloureufe que la premiere.

Je crois donc le moyen que je propofe conforme dans tous fes effets au vrai principe de l'art de réunir les plaies. Je ne diffimulerai cependant point que ce moyen n'auroit pas les avantages que j'ai cru y entrevoir, fi M. Louis étoit parvenu, ainfi qu'il le prétend, à rendre caducs les préceptes donnés jufqu'à ce jour pour la réunion; mais, au lieu de rendre ces préceptes caducs, au lieu de le porter dans l'art des perfections effentielles, & de le faire paroître fous un nouveau jour, comme il n'a pas craint de l'avancer, je ferois tenté de croire qu'il a répandu plus de nuages que de clarté fur cette queftion. En effet,

n'eſt-ce pas complaiſamment s'abuſer,
que de croire avoir donné un principe lumineux ſur cette matiere, en
diſant « que les reſſources de l'art
» devoient être déterminées ſur les
» parties même dont la rétraction tend
» à déſunir la plaie ; que c'eſt cet
» effort auquel il faut eſſentiellement
» s'oppoſer ; qu'enfin les moyens de
» la réunion ne ſeront méthodiques
» que quand ils ſeront directement
» employés à empêcher cette action.
» par une application immédiate ſur
» le point qui doit la gêner ? »

Cette longue paraphraſe n'a abſolument que le démérite d'exprimer,
mais d'une maniere entortillée &
moins préciſe, ce qu'ont dit tous les
auteurs qui ont parlé du bec-de-lievre,
c'eſt-à-dire qu'il falloit rapprocher
les levres de la plaie, & employer
les moyens qui peuvent s'oppoſer à
leur écartement ; en termes de l'art,
c'eſt déſigner l'indication, & non pas
donner un principe. Quelque défectueux que ſoient les moyens qu'on
a employés de tous les tems pour
parvenir à réunir la plaie qui réſulte
de l'opération du bec-de-lievre, il
eſt

eft certain qu'on n'a jamais eu d'autre intention que de s'oppofer à la rétrac-tion des parties qui tendoient à dé-funir la plaie ; c'eft cet effort même auquel, dans le bec-de-lievre, les anciens avoient cru pouvoir oppofer utilement la future entortillée ; en appliquant les aiguilles au bord de la plaie, ils fe flattoient de faire une ap-plication immédiate fur le point qu'ils croyoient le plus propre à gêner cette action.

Enfin les futures n'étoient, felon eux, les moyens les plus méthodi-ques que parce qu'ils efpéroient, par leur effet, s'oppofer à l'écartement des levres de la plaie.

Dans les fiecles futurs, on croira à peine qu'un écrivain chargé de faire paffer à la poftérité les progrès d'un art précieux, ait pu donner ne nos jours, comme le premier & le grand principe de l'art de réunir les plaies, ce qui a été dit par ceux même qui ont commencé à réduire en préceptes les premieres notions qui ont exifté fur cette partie de l'art de guérir. Pour donner un principe, M. Louis auroit dû nous affigner quelles étoient les parties fur lefquelles les reffources de l'art devoient être déterminées, quel étoit cet effort auquel il falloit s'oppofer, & enfin quel étoit le point où il falloit faire l'application immédiate des moyens méthodiques qui doivent gêner la rétraction. L'enthoufiafme d'une découverte que fon auteur a cru digne d'être mife en parallele avec celle de la circulation du fang, l'a fans doute empêché de nous développer fes idées fur un point qu'il juge fi important.

# PREMIERE LETTRE
## *A M. LOUIS,*

*Secretaire-perpétuel de l'académie royale de chirurgie, profeſſeur, docteur en droit, en chirurgie, &c. membre d'une infinité d'autres académies. Par M. VALENTIN.*

MON mémoire ſur le bec-de-lievre, Monſieur, vous a jetté, dites-vous, dans une incertitude cruelle. Vous paroiſſez embarraſſé de ſavoir ſi c'eſt ma prévention contre vos ouvrages qui m'a rendu votre perſonne odieuſe, ou ſi c'eſt la haine de la perſonne qui m'a conduit à celle des raiſons & des ſentimens qu'ils renferment; vous ne ſeriez pas reſté long-tems dans cette incertitude, ſi vous aviez reconnu les ménagemens que j'ai eus pour vous, & ſi vous aviez voulu apprécier l'exactitude avec laquelle j'ai évité les perſonnalités. J'ai combattu des erreurs relatives à mon travail;

j'ai cherché quelquefois, je l'avoue, à vous faire fentir que votre trop grande confiance dans vos talens, vous expofoit à commettre des fautes affez frappantes pour mériter des reproches au Corps dont vous avez l'honneur d'être l'organe; j'ai cru que le ton avec lequel vous les aviez mifes au jour, me permettoit de les relever avec force; mais je n'ai point été au-delà de ce que l'honneur de la chirurgie & le bien de l'humanité exigeoient de mon zele. Vous auriez donc dû, Monfieur, vous en tenir à me prouver que les erreurs que je vous reprochois n'exiftoient pas. Vous vous êtes jetté dans des queftions qui n'y ont abfolument aucun rapport. Vous n'avez rien négligé pour prouver que nul écrivain ne blâme plus que vous les perfonnalités & les termes offenfans, dans les difputes littéraires & académiques. Vous confeffez qu'il eft aifé de dire des injures, & qu'il n'y a aucun mérite à fatisfaire fa paffion; que je vous ai attaqué d'une maniere révoltante, & que je fuis l'aggreffeur. Ces imputations feroient graves, fans doute, fi elles n'étoient pas dues à une fausse délicatesse de votre part, & s'il ne m'étoit pas facile de m'en disculper. Je suis si peu atteint de toutes les passions dont vous m'accusez, que mon premier plan n'étoit pas de publier nos disputes ; j'avois choisi pour nos juges vos confreres & les miens ; ils devoient être seuls les témoins du combat. Je ne murmurai point contre la réponse dont vous m'honorâtes. Les duretés dont elle étoit tissue ne m'affligerent point. Contre les usages établis dans la Compagnie à laquelle nous avons l'honneur d'appartenir l'un & l'autre, vous fîtes trois premieres lectures de ce chef-d'œuvre ; vous le trouviez toujours insuffisant, & vous êtes ainsi parvenu à produire une replique de cent pages, pour détruire des objections de quinze lignes. Je ne demandai alors, pour toute satisfaction, que l'avantage de vous répondre dans la même assemblée où je vous avois entendu ; mais la lecture de ma duplique étoit à peine commencée, que vous vous apperçûtes que j'allois déchirer un voile que vous étiez intéressé à ménager ; vos murmures de-

vinrent si hauts, qu'ils m'interrom-
pirent plusieurs fois. Vous m'avez
donc fait, par là, un devoir de rendre
nos discussions publiques. J'aurois de-
siré imprimer en totalité votre replique : si je l'avois fait sans votre
agrément, peut-être m'aurie z-vous
accusé d'aller contre le droit des
gens. Je veux vous prouver, encore
une fois, que je ne m'écarte jamais
le premier des égards que je dois à
mes confreres. Je ne rapporterai donc
ici que les morceaux de votre ouvrage , par lesquels vous avez cru
vous justifier le plus complettement
des erreurs que j'ai relevées.

En rapprochant ainsi vos raisons
de ce que j'ai dit dans mon mémoire
sur le bec-de-lievre, l'on sera à
même d'apprécier votre défense. Je
vous préviens cependant, Monsieur,
que, malgré tous les égards que je me
suis promis d'avoir pour votre extrême sensibilité, malgré le soin que
je prendrai d'éviter les personnali-
tés, je serai forcé de vous prouver
qu'il n'est personne de nous que vous
n'ayez attaqué le premier. Vous êtes
le seul qui n'ayez pas senti combien
vos récriminations étoient peu fon-

dées. Vous n'avez pas toujours fait grand cas des loix de cette honnêteté, que vous réclamez : pour vous en convaincre , je n'emprunterai point, comme vous , le langage du pere de l'éloquence latine ; il me suffira d'opposer M. Louis à M. Louis lui-même. Mais comme ces discussions font les moins intéressantes pour le progrès de l'art , je dois auparavant vous prouver que vous n'avez justifié aucune de vos méprises. Sans renoncer aux droits légitimes d'une défense honnête , je ne puis me dispenser aussi de vous convaincre que vous n'avez employé contre moi que des sophismes, des subtilités ; que vous n'avez pas craint de tronquer ce que j'ai dit , & de falsifier ce que vous avez imprimé vous-même. Si je prouve d'une maniere incontestable ce que j'avance ici, jugez de quelle utilité feront vos déclamations : vous n'en serez que plus convaincu de vos fautes : le désagrément de vous être trompé ne vous en restera pas moins ; vous aurez de plus le démérite d'avoir défendu des erreurs par des erreurs plus frappantes encore.

K iv

# DEUXIEME LETTRE.

*Le principe de M. Louis , fur la réunion de plaies n'eſt qu'une mauvaiſe paraphraſe.*

APRÈS avoir démontré, dans la diſſertation où j'ai établi le premier principe de la réunion des plaies, que vos idées, ſur ce point important de la chirurgie , ſont abſolument en contradiction avec la vraie doctrine , j'aurois pu me diſpenſer d'entrer dans de plus longs détails ſur cet objet; mais comme vous vous êtes trouvé groſſiérement inſulté , parce que j'ai appellé votre premier principe une mauvaiſe paraphraſe des préceptes donnés par tous ceux qui ont écrit avant vous; comme cette aſſertion vous a paru une déclamation indécente , il faut que je me juſtifie. Examinons donc encore une fois , je vous prie , de ſang froid , cette vérité qui, ſelon vous, nous manquoit : ce précepte ſi digne de votre complaisance & du respect de tous vos contemporains.

« Les ressources de l'art, avez-vous
» prononcé, doivent être déterminées
» sur les parties mêmesdont la rétrac-
« tion tend à désunir la plaie : c'est à
» cet effort auquel il faut essentielle-
» ment s'opposer. Les moyens de réu-
» nion ne seront méthodiques que
» quand ils seront directement em-
» ployésà empêcher cette action, par
» une application immédiate sur lè
» point qui doit le gêner. Voilà (vous
» êtes-vous récrié) le grand principe
» de l'art de réunir les plaies ; il doit
» servir de base à toutes les regles
» particulieres ».

Je pourrois prouver qu'il ne faut
pas être chirurgien pour donner un
pareil principe ; mais comme cette dé-
monstration trouvera place ailleurs,
je vais d'abord examiner si j'étois
fondé à le traiter de mauvaise paraphrase. Ce qui vous étonnera le plus
sans doute, c'est que, sur cet objet,
vous êtes de mon avis ; vous avez
vous-même jugé la question, &,
comme moi, vous avez prononcé,
que votre production étoit digne de

cette dénomination. Pour vous faire reconnoître que vous n'aviez point donné de principes, je vous ai dit que, pour en donner un, vous auriez dû, 1°. nous indiquer quelles étoient les reſſources de l'art, qui doivent être déterminées, ſur les parties dont la rétraction tend à déſunir la plaie. 2°. Quel étoit cet effort auquel il faut eſſentiellement s'oppoſer. 3°. De nommer les parties ſur leſquelles les reſſources doivent être déterminées. 4°. Enfin quel eſt le point ſur lequel les moyens que vous appellez méthodiques, doivent être appliqués immédiatement, pour gêner l'action. Ces quatre queſtions contiennent bien, ſi je ne me trompe, les quatre propoſitions conſtitutives de votre grand principe : je n'ai fait que le détailler. Vous auriez dû ſentir que je ne vous l'avois préſenté ſous cette forme, que pour vous en faire mieux appercevoir le ridicule. Cette réflexion vous a échappé. Vous avez décidé dans votre replique, que j'avois l'art de multiplier les queſtions. En voilà quatre, m'avez-vous dit, dont les trois premieres n'en font qu'une :

vous m'avez même, à ce sujet, adreffé un reproche affez amer. Je vous
laiffe à juger actuellement, qui de
nous deux a eu le démérite de multiplier les phrafes : je me flatte du
moins de n'être pas le coupable. Or,
de tous les tems, n'a-t-on pas appellé
une mauvaife paraphrafe, quatre
propofitions dont trois ne font qu'une?
D'après cette démonftration, j'ai tout
lieu d'efpérer que vous rayerez du
nombre des injures, l'expreffion qui
vous a fi cruellement outragé. Si
vous ne le jugez pas à propos, il eft
du moins naturel que vous partagiez
avec moi la peine que peut mériter cette faute. Voilà cependant ce
qu'il en coûte pour ne pas reconnoître fes enfans dans l'inftant de fa
colere.

. Pour rendre ma juftification com-
plete fur cette premiere attaque, il
me refte donc encore à démontrer
que ceux qui ont écrit fur la réunion des plaies, avant que vous euffiez enrichi l'art de ce principe important, n'ont pas moins dit que
vous, & que vous n'avez pas, à
beaucoup près, auffi bien dit qu'eux.

K vj

Vous n'auriez pas dû m'entraîner dans ces difcuffions : vous auriez dû prévoir qu'il ne m'étoit pas poffible de prouver ces deux propofitions, fans mettre en évidence, que vous avez fait reculer l'art, dans l'inftant même où vous avez cru en hâter les progrès. Pour vous convaincre de ces vérités, je n'aurai point recours à nos plus célebres auteurs; il me fuffira de rapprocher votre doctrine de celle que M. Pibrac a confignée dans fon mémoire fur l'abus des futures *. Voici comme il s'exprime :

« Plus la future pénétrera dans les » mufcles, plus il y a à craindre » qu'elle ne manque fon effet; & elle » le manquera, ajoute-t-il, toutes les » fois que le bandage n'empêchera » point l'action rétractive des muf- » cles qui tendent à défunir la plaie ». Un peu plus bas, il dit encore : « il n'y a que la fituation de la » partie, & l'application méthodique » des bandages & des compreffes, qui » puiffent s'oppofer à l'action rétrac- » tive des mufcles ».

* P. 325 du tome III des mém. des l'acad. de chirurgie.

Je vous le demande, Monfieur, eft-il poffible de prononcer d'une maniere plus affirmative, que pour réunir les plaies, *les reffources de l'art doivent être déterminées fur les parties dont la rétraction tend à défunir la plaie ?* Peut-on dire plus clairemeut *que les moyens ne feront méthodiques, que quand ils feront directement employés à empêcher cet action ?* Peut-on enfin plus pofitivement exclure les futures, les juger inutiles & fâcheufes, & affirmer que les bandages & la fituation fuffifent ? En peu de mots, M. Pibrac a donc donné des préceptes que vous n'avez fait que paraphrafer. Il a d'ailleurs défigné les moyens, ces reffources de l'art, qui doivent être déterminées fur les parties mêmes dont la rétraction tend à divifer la plaie. Il a prononcé que l'action rétractive des mufcles eft cet effort auquel il faut effentiellement s'oppofer. Il a dénommé les chofes par leur nom; & vous, Monfieur, vous ne les avez préfentées que fous des rapports fymboliques, dans lefquels vos partifans trouvent tout, par la raifon même que les hommes senſés n'y trouveront jamais rien. Vous avez bien ſenti, Monſieur, que pour motiver vos reproches, vous auriez dû, dans votre replique, me prouver que vous aviez réellement donné un principe inconnu juſqu'à ce jour ; mais vous avez reconnu, en même tems, qu'il ne vous étoit pas poſſible d'en venir à cette démonſtration. Par-tout vous avez ſuppoſé l'exiſtence de ce principe ; & vous ne l'avez développé nulle part : pour vous tirer de ce pas embarraſſant, vous avez prétendu que, pour établir ce principe fondamental, ſous lequel toutes les regles particulieres de réunion ſe rangent naturellement, il vous ſuffiſoit d'avoir indiqué l'exemple du tendon d'Achille, par le bandage de M. Petit. Il faut du moins être conſéquent, Monſieur. Cet exemple eſt, ſelon vous, la baſe de ce grand principe ; vous avez même ajouté dans votre replique, qu'il méritoit d'être développé. Pourquoi donc, dans votre mémoire, en poſant votre principe, n'êtes-vous pas entré dans le moindre détail ſur cet exemple ? Vous vous êtes cependant livré , dans cet ouvrage, à une infinité d'objets minutieux.

D'ailleurs, Monfieur, vous n'êtes pas le premier qui vous foyez étayé de cet exemple : M. Pibrac s'en eft fervi comme vous ; mais comme vous il ne s'eft pas contenté de l'indiquer : il eft entré dans les difcuffions les plus fatisfaifantes fur cet obfervation. « La » réunion du tendon d'Achille, dit-il, » fera toujours, par fon utilité, l'é- » loge du célebre praticien M. Petit, » qui connoiffoit bien les inconvé- » niens & les dangers des futures, » dans ces cas, & l'utilité du bandage, » qui en tenant le pied invariablement » dans l'extenfion, & la jambe flé- » chie, empêche la rétraction des » mufcles jumeaux & folaires, & » l'action de leurs antagoniftes. Le » bandage, ajoute-t-il, doit donc fuf- » fire feul, puifqu'il tient ces parties » dans le rapprochement, & qu'il » permet à la nature de les confoli- » der ». Vous voilà donc encore une fois convaincu, Monfieur, qu'on a dit avant vous ce que vous avouez que vous auriez dû dire. Puifque vous ne prétendiez qu'à la médiocre gloire d'être copiste, vous auriez dû du moins éviter le reproche fondé d'être beaucoup au-deſſous de l'original. Je dirai plus, Monſieur, il ſemble que vous n'ayez rapporté l'exemple de la réunion du tendon d'Achille, & du bandage de M. Petit, que pour vous mériter un reproche de plus. Les hommes de l'art ont-ils pu de ſang froid vous entendre dire que M. Petit s'eſt conduit, pour la réunion du tendon d'Achille, ſuivant les idées *qu'auroit ſuggéré votre principe?* Quoi ! vous prétendez que M. Petit ignoroit le principe d'après lequel il s'eſt conduit dans l'occaſion où ce grand praticien s'eſt acquis tant de gloire? Si l'on veut vous en croire, il a ſuivi une routine ſans principes. D'après de pareilles aſ-ſertions, l'on ne doit donc plus être étonné ſi vous affirmez, avec toute l'aſſurance dont vous êtes capable, que les anciens n'ont point connu que la rétraction des parties étoit la cauſe de l'écartement des levres de la plaie. Si j'entreprends de diſcuter ce point, vous concevrez, Mon-ſieur, que ce n'eſt point pour conserver à nos peres la propriété de ce syftême : je l'ai combattu. Je crois avoir démontré que la rétraction fecondaire fuppofée, n'eft qu'une chimere; mais en prouvant que c'eft une erreur accréditée de tous les tems, que vous avez voulu transformer en précepte & vous approprier, j'aurai tout à la fois l'avantage de vous convaincre que, lorfque vous vous emparez de la doctrine d'autrui, vous n'êtes pas toujours affez heureux pour faire choix de ce qui a été dit de plus raifonnable. Je mettrai en même tems dans tout leur jour les reffources de votre génie, & celles que vous fournit l'étude profonde que vous avez faite dans la logique.

# TROISIEMÈ LETTRE.

*M. Louis ne raisonne pas tou-*
*jours conséquemment.*

POUR vous faire appercevoir,
Monsieur, que vous avez eu tort de
prétendre que les anciens n'avoient
point regardé la rétraction des parties comme la cause de l'écartement des levres de la plaie , je
croyois qu'il me suffisoit de raisonner ainsi. Quelque défectueux que
soient les moyens qu'on a employés
de tous les tems pour la réunion de
la plaie résultante de l'opération du
bec-de-lievre , il est certain que l'on
a toujours eu l'intention de s'opposer à la rétraction des parties qui
tendent à désunir la plaie. La suture
entortillée n'a été inventée que pour
s'opposer à cet effort. Les partisans
des sutures n'ont dû placer les épingles au bord de la plaie , que parce
qu'ils croyoient que c'étoit le point
d'où l'on pouvoit le plus aisément

gêner l'action des muscles coupés.
» Voilà, m'avez-vous dit, une sin-
» guliere maniere de raisonner. Les
» aiguilles qui traversent la plaie du
» bec-de-lievre, avez-vous ajouté,
» ressemblent aux points de suture
» qu'on feroit au bout du tendon di-
» visé. Or, comme ces anses de fil
» ne gênent pas les parties qui font
» la rétraction, puisque dans le cas
» cité ( dans la rupture du tendon
» d'Achille ) ce sont les fibres mo-
» trices du muscle auquel appartient
» ce tendon, & de l'autre les muf-
» cles antagonistes ; il est manifeste
» que les épingles dans le bec-de-
» lievre, ne seroient pas appliquées
» aux parties dont il faudroit gêner
» l'action ».

Je voudrois bien savoir, Monsieur, ce que vous avez trouvé de
singulier dans cette maniere de raisonner. En attendant que vous me
l'appreniez, je vais vous démontrer qu'il n'est point de raisonnement
plus inconséquent que le vôtre. On
peut quelquefois manquer d'exactitude ; mais il est des regles contre lesquelles on ne doit jamais pécher.

Comment ne vous êtes-vous pas apperçu qu'en voulant faire une espece de syllogisme, vous n'avez produit qu'un sophisme révoltant? Dans la majeure, vous comparez les aiguilles & les épingles quant à leur effet; dans la mineure, vous faites tomber la comparaison sur les parties où ces différens moyens sont appliqués. C'est ce qu'on appelle en logique une conversion de proposition. Votre raisonnement n'auroit pu être conséquent, qu'autant que vous auriez prouvé que les épingles, dans le bec-de-lievre, s'appliquent sur le tendon des muscles divisés. Vous savez le contraire. Vous avez donc en tort d'établir cette comparaison. Permettez-moi de placer ici un exemple qui vous rendra votre méprise sensible. Si quelqu'un disoit, M. Louis est un homme, ainsi que Pierre : or est-il que Pierre raisonne bien; donc M. Louis raisonne bien : Vous concevez que dans un argument ainsi construit, l'on pourroit accorder la majeure & la mineure, & que l'on ne pécheroit point contre les regles de l'art en niant la conséquence.

A ce premier raisonnement vous en faites succéder un second, qui n'est ni moins plaisant, ni moins adroit. « Quand M. Valentin, dites-vous,
» avance que les anciens, en plaçant les
» aiguilles au bord de la plaie, se flat-
» toient de faire une application immé-
» diate sur les points qu'ils croyoient
» les plus propres à gêner cette ac-
» tion, l'on ne sait s'il approuve les
» anciens de s'être flatté d'avoir cru
» si mal à propos qu'ils faisoient cette
» application immédiate, & si favo-
» rable, conformément à l'art de réu-
» nir les plaies, dont ils ne se font pas
» douté. Mais il faut, ajoutez-vous en-
» core, prouver la solidité du prin-
» cipe, par les assertions même de celui
» qui les contredit. Dès la premiere
» phrase de son mémoire, il fournit
» matiere à la défense de la vérité qu'il
» combat. Les douleurs inséparables
» de la suture, le gonflement, l'érail-
» lement des levres de la plaie, qui en
» font les suites les plus ordinaires,
» devoient suffire, selon M. Valentin,
» pour établir le sage précepte de
» n'employer les sutures que lorsque
» la situation & le bandage seroient

» infuffifans pour en tenir les bords
» dans un contact immédiat ».

Il eft évident, Monfieur, d'après
votre propre texte, que je blâme les
anciens. Vous convenez qu'il fuffit de
lire les premieres phrafes de mon
mémoire fur le bec-de-lievre, pour
reconnoître que je condamne leur
doctrine ; & malgré cela vous com-
mencez par avancer que vous ne
favez pas fi je les approuve, ou fi je
les condamne. Pour moi, Monfieur,
je ferois fort embarraffé, s'il me falloit décider à quoi vous penfiez lorfque vous avez fait votre replique.
Tels font cependant les raifonnemens
d'après lefquels vous avez cru pouvoir vous permettre la tirade fui-
vante : « Si les anciens pouvoient re-
» venir demander compte aux mo-
» dernes des propos qu'on leur prête,
» ils embarrafferoient bien M. Va-
» lentin, en le priant de vouloir bien
» indiquer quels font ceux qui fe font
» flattés d'avoir porté un jugement
» fi bifarrre fur l'opération des futu-
» res, notamment fur la future en-
» tortillée ».

Je puis vous affurer, Monfieur,

qu'en invoquant ainſi les manes de nos peres, vous ne m'intimidez point. S'ils revenoient, ils raiſonneroient plus conſéquemment, & ils ne me feroient point cette queſtion. Si, dans un inſtant d'humeur, ils me la faiſoient, je leur répondrois, ſans craindre de les offenſer, que tous ceux d'entre eux qui n'ont point été des automates, ont ſûrement eu les idées que je leur prête. Comment pouvez-vous croire vous-même, qu'un homme, quelque idiot que vous le ſuppoſiez, emploie des moyens pour réunir des corps ſéparés, ſans avoir, en même tems, l'idée de s'op-poſer à l'action des forces qui tendent à les déſunir. Pour démontrer auſſi que les anciens croyoient, que les bords de la plaie étoient les plus fa-vorables pour faire l'application des moyens de réunion, il doit ſuf-fire de prouver que c'eſt ſur ces points même qu'ils les ont appliqués. Vous concevez donc, Monſieur, que je ne dois point craindre le retour des ombres, dont vous me menacez. D'ailleurs, de quel droit viendroient-elles m'embarraſſer? Je n'ai jamais dé-

raifonné, pour leur prêter des ab-
furdités. Si quelquefois j'ai été aux
emprunts chez elles, j'ai toujours
laiffé leur nom à la chofe, pour leur
en affurer la propriété. Je ne fuis
donc point dans le cas d'appréhender
qu'elles me reduifent, dans un inftant
d'humeur, d'un état d'opulence
dont je me ferois fait gloire, à la nu-
dité la plus parfaite. Si, dans le même
voyage, ces anciens fe déterminoient
à vous faire une vifite, me feroit-il
permis de vous demander fi, à leur
apparition, votre confcience feroit
auffi tranquille que la mienne ? Mais
revenons à la maniere adroite avec
laquelle vous cherchez à juftifier vos
méprifes, & à me trouver des torts.
º Pour me convaincre que je n'étois
point en droit de vous faire des reproches fur ce que vous n'aviez
dénommé ni les parties qui tendent
à défunir la plaie, ni les moyens
qu'on doit oppofer à cette action :
voici comment vous vous y prenez.
« Monfieur Valentin, dites-vous,
» demande quelles font les parties
» dont il faut gêner l'action. Ce font
» fûrement celles qui tendent à écarter

» ter les levres de la plaie. Et dans
» le bec-de-lievre, M. Valentin dit
» expreſſément, que les principaux
» muſcles, dont la rétraction occa-
» ſionne l'écartement, ſont les muſ-
» cles communs aux levres, c'eſt-à-
» dire, le grand zigomatique & le trian-
» gulaire, &c. Les voilà donc déſi-
» gnées du moins en partie ( vous ré-
» criez - vous ) les puiſſances, à l'ef-
» fort deſquelles il faut s'oppoſer ».

En vous demandant, Monſieur, quelles ſont les parties qui tendent à déſunir la plaie, je ne penſe pas que ce ſoit en nier l'exiſtence. Pour nous donner un principe, ai-je dit, M. Louis auroit dû nommer les parties dont il faut gêner l'action. C'eſt donc un oubli que je vous reproche. Où avez-vous pris que j'étois en contradiction, & que c'étoit là le cas de mettre votre érudition en dépenſe, pour m'appliquer ce ſavant adage, *habemus confitentem reum*? Pour rendre votre raiſonnement conſéquent, vous auriez dû, auparavant, m'accorder des lettres de ſubſtitut auprès de votre perſonne. Si mes talens avoient pu me mériter cet hon-

L

neur, j'aurois eu tort, fans doute, de vous avoir reproché une omiſſion que je réparois; mais cette ſuppo-ſition n'ayant pas lieu, ſouffrez que j'ajoute cette nouvelle preuve à celles que j'ai déjà acquiſes contre la juſteſſe de vos raiſonnemens.

En nous démontrant votre grand principe de la réunion, vous vous êtes bien douté que vous rencon-treriez des incrédules qui ne ſe-roient pas pénétrés de l'utilité de vos dogmes; des eſprits difficiles, qui trouveroient dans vos expreſſions les mêmes erreurs qui ont ſéduit nos premiers maîtres. En conſéquence, pour mieux faire ſentir la différence qui exiſte entre la doctrine ſurannée, & vos idées neuves, vous avez eu recours à une diſtinction qui, par ſa fineſſe, m'a paru digne du plus cé-lébre dialecticien : elle eſt très-ingé-nieuſe, & je crois devoir vous en faire honneur. « L'on ne s'eſt déterminé, » dites-vous, à coudre les plaies, que » dans l'intention de contenir avec » plus de ſûreté les levres de la divi-» ſion contre nature, dans un contact » immédiat. Ce n'eſt donc pas contre

» les levres de la plaie, ajoutez-vous,
» qu'il falloit que l'art se roidît, s'il
» est possible de se servir de cette ex-
» pression; car ce ne sont pas les levres
» de la division qui font effort pour s'é-
» loigner l'une de l'autre. La puissance
» rétractive est plus loin. Les obs-
» tacles multipliés pour maintenir les
» bords de la plaie, ne font qu'irri-
» ter le mouvement de rétraction des
» parties ; & c'est ce mouvement qu'il
» faut chercher à vaincre ».

Il faut en convenir, les hommes
de l'art, qui ont eu les idées que vous
leur prêtez ici, étoient des êtres d'une
bien robuste foi, mais aussi d'une
bien grossiere ignorance. Le bûcheron,
qui, dans les forêts, s'occupe à donner la forme du cercle à un morceau
de bois, sait très-bien que quand les
liens, à la faveur desquels il en tenoit les deux extrêmités réunies, manquent, ce ne sont point les deux extrêmités du bâton qui se sont échap-
pées pour lui faire une petite niche ;
il sait, que cet écartement n'a été
produit que par l'effort de toutes
les parties qui tendent à se redresser.
Si cependant nous voulons vous en

croire, nos anciens penſoient tout
bonnement, que les levres de la plaie,
proprement dites, s'éloignoient d'elles-mêmes, ſans que les fibres des
muſcles dans leſquels elles étoient
formées, entraſſent pour quelque
choſe dans cette rétraction. C'eſt ſans
doute très-bien fait à vous, Monſieur,
de croire que vous avez fait changer de face à la chirurgie. Il y a une
prévoyance admirable de votre part
à conſigner cette anecdote eſſentielle
dans tous vos ouvrages; mais enfin, la
charité n'exige - t - elle pas auſſi que
vous accordiez à vos peres & à vos
contemporains, les connoiſſances que
vous ne pourriez, ſans ridicule,
refuſer aux plus groſſiers mortels ?
Ne vous appercevez - vous pas,
que vous mettez ainſi les hommes
de l'art au - deſſous du bûcheron
dont je vous ai cité l'exemple ? Puiſque vous vouliez être abſolument le
premier qui avoit reconnu la rétraction ſecondaire des parties diviſées,
vous auriez dû faire admettre, par
ceux qui vous ont précédé, quelques mutines intelligences dans les
levres de la plaie, qui tendent à les

écarter, malgré les fils & les aiguilles : vous auriez par là banni une erreur auffi exiftante que le plus grand nombre de celles que vous vous êtes occupé à combattre : vous auriez en même tems traité plus honnêtement vos maîtres.

Après des réflexions auffi importantes que celles dont nous venons de parler, vous auriez pu donner quelque relâche à votre imagination ; mais vous avez cru devoir pouffer vos recherches plus loin. Depuis que l'idiome gaulois a été banni de notre langue, nous difions tout bonnement qu'un couteau, un biftouri coupoient ; nous difions de même, que le fil & les aiguilles déchiroient les parties. Il eft cependant évident, d'après vous, que nous étions dans la plus groffiere erreur, fans même nous en douter.

« L'on a dit, avancez-vous d'un
» ton dogmatique, que c'étoient les
» épingles & les fils qui coupoient ;
» mais l'on eût jetté bien plus de lu-
» miere dans les efprits, en difant
» que le défordre venoit de l'action
» des parties, fur les moyens de réu-
» nion ».  L iij

Il faut convenir, Monſieur, que cette découverte eſt d'une bien grande importance : elle m'a ſinguliérement frappé. Elle m'a auſſi rappellé qu'un Gaulois, qui nous a donné une traduction des œuvres chirurgicales de Fabrice d'Aquapendente, s'eſt conformé au plan de réforme que vous nous indiquez : c'eſt préciſément à l'occaſion du bec-de-lievre, en parlant de la préférence que l'on doit accorder aux aiguilles, ſur les anſes de fil. *Cette méthode*, dit le Gaulois, *eſt plus ſûre que les autres, vu que la peau ne ſe ronge pas tant en travers par les aiguilles que par le fil.* Vous voyez, Monſieur, que cet ancien s'étoit déjà apperçu, il y a près de deux cents ans, que c'étoient les parties qui ſe coupoient. Je ne prétends point pour cela vous ôter le mérite de l'idée. Si l'on avoit parlé alors bon françois, le traducteur de Fabrice l'auroit fait parler comme nous : ce n'eſt qu'à ſon mauvais langage qu'il doit ſon exactitude ; tandis que cette même exactitude eſt chez vous le fruit de l'imagination. Je vous conſeille cependant, Monſieur, de ne pas

trop vous enorgueillir de cette découverte. Il eſt poſſible que ce trait
de lumiere ſoit tombé dans des eſprits
reconnoiſſans ; mais il eſt poſſible
auſſi qu'il ait été apperçu par des in-
grats. Il en eſt parmi ces derniers,
qui ſont difficiles : peut-être ſe com-
plairoient-ils à vous affliger : peut-
être s'aviſeroient-ils de vous prouver que cette remarque ſe trouve
encore dans le premier volume des
mémoires de l'académie de chirurgie, dans une diſſertation que M.
Delafaye nous a donnée ſur le bec-
de-lievre. Voici en effet ce qu'il dit,
page 608 : *Plus les deux parties de la
levre, ſur-laquelle l'on opere, laiſſent
d'intervalle entre elles, plus l'on doit
craindre leurs efforts ſur les épingles.*
Ce n'eſt pas tout, Monſieur, ces eſprits jaloux de vos talens, pourroient bien encore avancer que cette
remarque n'eſt pas juſte : ils pren-
droient la liberté de vous faire obſerver que les parties ne font effort
ſur les épingles & les anſes de fil,
que parce que ces moyens de réunion,
ou du moins les mains qui les appliquent, ont auparavant fait effort ſur

les parties elles-mêmes, en les tirail-
lant pour les mettre en extenſion &
pour les y maintenir. Vous auriez
bien de la peine, je crois, à leur prouver qu'ils ont tort, de raiſonner ainſi.
Vous concevez cependant, que ſi
vous leur accordiez cette propoſition, vous pourriez vous entendre
dire encore une fois, que lorſque
vous vous emparez de la doctrine
d'autrui, vous n'êtes pas toujours aſſez
heureux pour faire choix de ce qui a
été dit de plus raiſonnable.

# QUATRIEME LETTRE.

*M. Louis fait falfifier les textes.*

EXAMINONS, Monfieur, fi j'ai
eu tort de vous reprocher de n'a-
voir point entendu Vanhoorne &
Pauli, & fi, comme vous le prétendez, je fuis celui qui a le moins faifi
l'idée de ces auteurs. Je croyois vous
avoir prouvé votre méprife d'une
maniere inconteftable. Je ne m'ima-
ginois pas que vous auriez le courage
d'entrer en difcuffion fur cet objet ;
mais que ne peut - on pas, lorfque
toutes les reffources font égales ?
Voyons, cependant, fi celles que
vous avez employées font légitimes
& honnêtes : l'aveu feul de cette
faute pouvoit l'excufer : ce parti,
quoique le plus fage, n'eft pas celui
que vous avez choifi. Vous avez cru
qu'il étoit plus facile & moins défagréable de falfifier votre propre texte.
Avec une induftrie de cette efpece, il
faut l'avouer, l'on fe trouve dif-

L v

ficilement dans l'embarras.

Je vous reprochois d'avoir avancé que Vanhoorne & Pauli confeilloient de faire hardiment, dans l'intérieur de la bouche, des incifions en croiffant, pour favorifer le rapprochement des bords de la levre, tandis que ces auteurs n'avoient confeillé que de détacher la levre des gencives, ou, pour me fervir de leur terme, de l'os de la mâchoire. Vous niez, dans votre replique, d'avoir dit que les incifions que Vanhoorne recommandoit de faire dans l'intérieur de la bouche, devoient avoir la forme de croiffant. Vous vous êtes borné, fi l'on vous en croit, à dire qu'ils confeilloient de faire des incifions en général. Si en effet, Monfieur, vous n'aviez dit que cela, je n'aurois à vous reprocher qu'un défaut d'exactitude. Je n'aurois pas été dans le cas d'avancer que vous aviez prêté à ces auteurs une abfurdité, faute de les avoir entendus ; mais il n'eft pas vrai que vous avez expliqué leur idée, avec cette généralité vague, qui ne juftifieroit pas encore votre interprétation. Pour

vous en convaincre, je vais rapporter ici votre texte.

« Guillemau eſt ſur cet objet le
» copiſte de Gui de Choliac & d'Am-
» broiſe Paré. A l'imitation de ſon
» maître, il donne une figure du bec-
» de-lievre, à laquelle on voit avec
» répugnance, les triſtes effets de
» l'opinion erronée que je releve.
» Il a fait graver aux côtés de la
» plaie, réunie par la future entor-
» tillée, deux inciſions en forme de
» croiſſant, qui doivent être ſeu-
» lement au cuir, ſans pénétrer en
» la bouche, afin que le cuir obéiſſe
» en s'élargiſſant. La lecture de Celſe
» lui aura fourni cette mauvaiſe idée.
» Les inciſions latérales ont été ad-
» miſes par Thevenin & par Manget,
» dans ſes notes ſur la chirurgie de
» Barbette; mais Roonhuyſen a re-
» jetté ces balafres, non pas comme
» inutiles, mais à cauſe de la difformi-
» té qui en réſulteroit. Vanhoorne de-
» mande que CES inciſions ſe faſſent
» hardiment, *audacter*, dans l'inté-
» rieur de la bouche, pour favoriſer
» le rapprochement des bords de la
» diviſion ».

L vj

Il eſt donc clair que vous n'avez point dit, comme vous le prétendez dans votre replique, que Vanhoorne demandoit qu'on fît DES inciſions. Le pronom CES, dont vous vous êtes ſervi dans votre mémoire, eſt bien différent de l'article DES, que vous y avez ſubſtitué avec tant d'adreſſe dans votre replique. Le pronom CES, ſi je ne me trompe, déſigne les inciſions qui ont déjà été dénommées: or celles qui ont été dénommées ſont des inciſions en croiſſant. Vous avez donc prêté à Vanhoorne & à Pauli, des inciſions internes en croiſſant, dont ils n'ont jamais parlé. En aſſurant le contraire, en ſubſtituant le DES au CES, vous avez donc falſifié; & cette falſification a été la baſe d'une défenſe de ſix pages. Vous avez même ajouté dans cet endroit, que c'étoit là ce que vous aviez dit mot pour mot.

N'eſt-il donc plus de loix dans les diſputes littéraires & académiques? Du moins s'il en eſt, pourquoi vous en affranchiſſez - vous avec tant d'aiſance? Le déſeſpoir d'une cauſe peut conduire à des ſophiſmes. J'ai cru, en conséquence, devoir vous faire grace du plus grand nombre de ceux qui décorent votre replique. Mais où avez-vous pris qu'il fût permis de falsifier des textes, & à quel ménagement croyez-vous qu'on est en droit de s'attendre lorsqu'on se livre à de pareils écarts? Je ne sais s'il y a des falsifications, qui puissent ne pas dégrader absolument celui qui les commet; mais ce ne seroient pas celles dont un auteur feroit usage, pour accuser son adversaire d'erreur; ce ne seroient pas celles qu'on hazarderoit avec le ton de confiance qui n'appartient qu'à la vérité. Il est fâcheux, Monsieur, que celles que je vous reproche ici, réunissent tous les caracteres qui peuvent les rendre moins excusables. Ce tour pourroit passer pour une espiéglerie, dans un écolier qui craindroit la férule; mais dans le Secretaire d'une académie, il n'en est pas de même. Je ne veux cependant point caractériser ce trait : une dénomination honnête ne lui convient pas; une malhonnête affligeroit votre amour propre, & elle n'est pas en moi. J'ai voulu feulement prouver jufqu'à quel point on doit ajouter foi à vos affertions.

Vous avez cru auffi, Monfieur, devoir m'accufer d'une petite super-cherie. Vous me reprochez de vous avoir objecté la note *I* de Pauli, la-laquelle ne répond pas au texte de Vanhoorne, qui eft en queftion, & de paffer fous filence la note *K*. Voilà encore, il faut l'avouer, un fingulier fubterfuge. Je vous ai objecté la note *I*, par la raifon que c'eft celle où Pauli parle des moyens qui peuvent procurer l'extenfion plus facile des levres. Voici comment il s'exprime : *Quo hiatus integrè repleri, labiaque eo rectiùs extendi poffint à connatâ maxillâ superiori feparare.* C'étoit donc celle dont il s'agiffoit. J'aurois fans doute pu vous objecter la note *K* ; mais dès qu'il eft clair que Pauli y dit la même chofe que Vanhoorne, je n'aurois fait alors qu'une répétition abfolument inutile. D'ailleurs, tout ceci fe reduit à favoir fi Pauli a plus défigné les in-cifions en croiffant, dans la note *K*, que dans la note *I*. Pauli dit expref-fément, que Roonhuyfen a rejetté les incifions latérales en croiffant, à caufe de la difformité, & par la raifon qu'il fuffit de détacher la levre de l'os de la machoire : *ob labiorum è diverfo ab offe malæ feparationis fufficientiam.* La note *K* ne vous eft donc pas plus favorable. Vous n'étiez donc pas en droit de me faire le reproche de l'avoir paffée fous filence. D'ailleurs, comment ne vous êtes-vous pas apper-çu, Monfieur, qu'en vous défendant ainfi, c'étoit confeffer qu'en effet vous aviez prêté à Vanhoorne l'i-dée des incifions internes en croiffant, quoique vous l'ayez nié? N'eft-ce pas le prouver encore, que d'exiger de moi, comme vous l'avez fait, que je vous dife fans équivoque, fi **M.** de la Faye étoit en droit d'avan-cer, dans fon mémoire fur le bec-de-lievre, qu'il y avoit des auteurs qui confeilloient des incifions internes & en croiffant ? Je defirerois bien favoir quel parti vous comptiez tirer de ma réponfe. Ce n'eft point à moi à exa-miner s'il a eu raifon ou tort dans ce cas. Si M. de la Faye avoit avancé que ces auteurs étoient Vanhoorne & Pauli, j'aurois eu l'honneur de lui

faire obferver qu'il s'étoit trompé.
D'ailleurs, fi c'eft une confolation
pour vous de favoir fi en effet il
eft des auteurs qui ont confeillé les
manœuvres abfurdes que vous prêtez
à Vanhoorne, vous pouvez fupplier
M. de la Faye de vous aider dans vos
recherches.

# CINQUIEME LETTRE.

*On peut soupçonner M. Louis de ne pas entendre les auteurs latins.*

J'AVOIS prévu, Monsieur, qu'en attaquant quelques-uns de vos principes, je m'exposois à la critique la plus vive : vous vous y êtes livré, en effet, avec toute la chaleur dont vous êtes capable. Mon mémoire, les principes que j'ai soutenus, l'agraffe que j'ai imaginée pour le bec-de-lievre, ont trouvé chez vous un censeur très-sévere : je ne m'en plains point ; mais il me reste à examiner si vous êtes aussi instruit que vous êtes difficile, & s'il ne me seroit pas possible d'acquérir, dans l'exposé que vous faites de mes erreurs, de nouvelles preuves contre vos différentes connoissances. Voyons donc d'abord, si vous étiez autorisé à avancer que j'ai mal saisi le texte de Vanhoorne, que je vous ai reproché moi-même de n'avoir point entendu : fi vous pouviez affurer, comme vous l'avez fait, que je me fuis groffiére-ment trompé, en croyant bonnement, que pour faciliter l'extenfion de la levre , & remplir plus commodément le vuide qui fe rencontre dans le bec-de-lievre , dont les bords font fort écartés, Vanhoorne confeilloit de dé-tacher à l'intérieur la levre de l'os de la mâchoire. *Quòd fi magna labii portio defuerit, audaĉter ab interiore parte labium feparandum ab offe malæ fubjec-to, quò poffit & ampliùs extendi labium , & hiatus integrè expleri.*

« C'est une méprife lourde, m'avez-
» vous dit : *malæ* , dans cette phrafe,
» eft un datif, dont le nominatif *ma-*
» *la* , fignifie joue ». Voilà fans doute une conftruĉtion très-bien trouvée : il en réfulte que , felon vous , Vanhoor-ne auroit confeillé de détacher la le-vre *ab offe malæ fubjeĉto* , de l'os qui eft fous la joue. Vous voudriez bien , je gage, que j'euffe donné une femblable traduĉtion ; mais cela vous étoit ré-fervé. Trouvez bon que je vous prouve que , depuis qu'il exifte des verfions , il n'en eft point qui décelent

aussi clairement le défaut de connoissance de son auteur. Dans une cons-
truction de trois mots, vous avez
eu le rare avantage de prêter à
Vanhoorne le plus plaisant contre-
sens, une grossiere erreur en anatomie, une absurdité en chirurgie. Où
avez-vous pris, mon cher censeur,
qu'on peut détacher la levre d'un os
où elle n'est point adhérente ? Dans
quelle anatomie avez-vous vu que
la levre s'attachât à l'os de la pomette, ou bien enfin, dans quelle chirurgie avez-vous appris qu'il falloit
détacher les parties adhérentes de la
pomette, pour faciliter l'extension
de la levre ? En vain direz - vous
« qu'il n'est point étonnant que Van-
» hoorne ait avancé de pareilles ab-
» surdités, vu qu'il étoit professeur
» en chirurgie, sans être chirurgien ».
Les qualités ne m'en imposent point.
Je sais que le savoir n'occupe pas toujours les places : je crois même avoir
fait là-dessus mon acte de foi ; mais il
est certain que ces erreurs vous sont
propres. Vanhoorne n'a jamais conseillé de détacher la levre de l'os de
la pomette, ainsi que vous le préten-

dez : lorfqu'il a voulu parler de cet os, il l'a toujours appellé *os jugale.* Il eſt donc de la derniere inconſé-quence de ſoutenir que cet auteur le déſigne par ces mots *oſſe malæ ſubjecto.* C'eſt le *ſubjecto* qui vous en a impoſé. Vous auriez cependant pu , ſans peine, éviter cette méprise. Vous m'avez reproché de n'avoir point rap-porté la note *K* de Pauli, qui répond à ce texte de Vanhoorne. Vous l'avez lu, ſans doute ? Comment avez-vous donc méconnu votre erreur ? Pauli, en parlant de l'os dont il faut déta-cher la levre, s'eſt contenté de dire, *os malæ;* il a ſupprimé le *ſubjecto,* parce qu'il l'a regardé, avec raiſon , comme une redondance. Il eſt donc clair, Monſieur, que vous vous êtes trompé de deſſein prémédité , & le tout pour me faire le reproche , de n'avoir pas lâché une abſurdité , & de n'avoir dit qu'une choſe rai-ſonnable. D'ailleurs, où avez-vous pris encore, que l'on dût déſigner les os par les parties qui les recouvrent ? Depuis qu'il exiſte des anatomiſtes, l'uſage contraire a prévalu : les muſ-cles, les vaiſſeaux tirent ſouvent leurs noms de ceux des os qu'ils recouvrent; mais jamais les os n'ont tiré leur dénomination de ces parties.

Vous vous êtes plaint hautement de ce que je vous avois renvoyé en sixieme, pour n'avoir pas saisi, dans votre premier mémoire, le sens de Vanhoorne & de Pauli. Je suis trop honnête pour me servir d'une expression qui n'est pas moins offensante que triviale. Je ne puis cependant m'empêcher de vous dire aujourd'hui, puisque vous m'en avez donné l'idée vous-même, que si un écolier se préfentoit en sixieme avec la traduction de Vanhoorne, que vous nous avez donnée dans votre replique, il seroit possible qu'il n'y obtînt pas la premiere place.

Pour m'inculper avec plus de fondement, vous avez ajouté à tout cela, que « pour trouver le sens de » de ce texte, il suffisoit de savoir » qu'on n'a jamais donné à l'os de la » mâchoire le nom de *mala*, & que » le mot *mala* a toujours signifié la » joue ». Il vous en coûte donc bien peu, Monsieur, pour prendre le ton affirmatif, dans les occasions même où vous vous trompez lourdement. Pour vous en convaincre ici, je pourrois m'étayer du plus grand nombre des dictionnaires. Novitius dit très-expreſſément que le mot *mala* eſt fait du mot *maxilla*, duquel on a ſupprimé les lettres du milieu. Les étymologiſtes, les grammairiens tiennent le même langage. Il eſt donc clair que, ſi *os maxillæ* ſignifie l'os de la mâchoire, *os malæ* peut avoir la même ſignification. Je crois que ce ſont là des raiſons ſans replique. Cependant, comme je ne ſuis pas fâché de vous faire appercevoir encore une fois, que ſans ceſſe vous êtes en contradiction avec vous-même, & avec les auteurs que vous rapportez en votre faveur; que ſans ceſſe vous donnez des preuves inconteſtables du défaut de juſteſſe de vos idées. Pour vous combattre, je ne veux employer que les autorités dont vous vous êtes étayé.

« L'on peut voir, m'avez-vous » dit, le dictionaire lexique de Caſ-» telli, il renvoie du mot *mala* à » celui de *gena* ». Cela eſt vrai; mais vous n'avez pas, ſans doute, pouſſé vos recherches bien loin. Si vous aviez été voir au mot *gena*, ainfi que Caftelli l'indique, vous y auriez trouvé cette décifion peu favorable à votre opinion : *gena fignificat maxillam*. Vous avez encore rapporté que « Gefner, dans fon NOVUS LINGUÆ » LATINÆ THESAURUS, livre géné- » ralement très-eftimé, dit, d'après » l'autorité de Ciceron, qu'on a fait » le mot *mala* de celui de *maxilla* »; que par le mot *maxilla*, les auteurs an- ciens entendoient la partie du vifage qui eft couverte de barbe. Mais com- ment n'avez - vous pas fenti, Mon- fieur, que tout ceci prononçoit contre vous ? Si *maxilla* a été pris quelque- fois pour la joue, *mala*, qui en eft fait, doit avoir la même fignification; & lorfqu'on veut défigner les mâ- choires, on peut fe fervir indifférem- ment de l'un ou de l'autre.

Pour vous procurer le plaifir de faire de l'érudition à bon compte, avant de citer Gefner, vous m'avez oppofé deux textes de Lucrece, que vous avez puifés dans ce même Gef- ner. Comme vous, je les ai trouvés au mot *mala*. Qu'importe d'ailleurs d'où vous viennent ces richeffes ? Exami-

nons fimplement fi elles font fuffi-
fantes pour couvrir vos nudités.
Lucrece , en parlant de l'ajuftement
d'Iphigenie avant fon facrifice , dit :
*Cui fimul infula virgineos circumdata*
*comptus, ex utra que pari malarum pro-*
*fufa eft.* Lorfque le même poëte veut
peindre l'âge de puberté , il dit encore : *Tum demum pueris juventus occi-*
*pit, & molli veftit lanugine malas.* « Si
» Lucrece , ajoutez-vous , eût voulu
» parler de la mâchoire , il eût em-
» ployé le terme *maxillas* ».

Eh! Monfieur , cette affertion n'eft
pas jufte. Vous venez tout à l'heure
de me citer Gefner , pour me prouver que *maxilla* a été pris dans les
anciens auteurs , pour la partie du
vifage où croît la barbe : il eft donc
clair , d'après vous - même , que Lucrece n'auroit point rendu une autre
idée , en fuppléant, dans ces deux occafions, le terme de *maxillas* à celui
de *malas.* Il eft donc évident que ces
deux termes font les mêmes. Comme
*maxilla* a fouvent été pris pour *mala,*
*mala* peut également être pris pour
*maxilla.* D'après ce premier effai de
vos forces , vous êtes cependant de-
venu

venu plus tranchant encore, & vous avez enfin prononcé que, par tous les exemples que Gesner rapporte, pour montrer l'emploi du terme *malà*, l'on voit qu'il signifie par-tout la joue. Je serois sans doute malhonnête, si je vous donnois, sur ce point, un démenti. Comme vous n'avancez rien dont vous ne soyez bien sûr, & que vous entendez infiniment mieux le latin que Gesner lui-même, faites-moi la grace, je vous en conjure, de me rendre en françois un de ces exemples, que j'ai trouvé dans le même Gesner, au même mot *MALA : impius hortatur me frater, ut meos malis mandem natos.* Gesner ajoute, qu'il seroit mieux de dire : *malis committere.* Si *malis* étoit pris ici pour joues, ainsi que vous le prétendez, *malis committere natos* signifieroit sûrement embrasser ses enfans. Il ne seroit cependant pas moins plaisant d'entendre traiter quelqu'un de barbare, de scélérat, pour avoir donné à son frere le conseil d'embrasser ses enfans, que d'entendre dire, par le secretaire de l'académie royale

M

de chirurgie , que Vanhoorne a
conseillé de détacher la levre d'un os
où elle ne s'attache point. A ce fatal
mot *mala* , je trouve encore dans
Gefner , *horribilis mala leonis*. Je vous
l'avoue , je ne fais fi ce font les joues
ou les mâchoires du lion, qu'on peut
appeller horribles. Ce qui m'étonne le
plus dans tout ceci , Monfieur , c'eft
qu'un homme auffi inftruit que vous
n'ait pas vu pourquoi les grammairiens & les auteurs anciens ont con-
fondu *mala* ,*maxilla*, avec *gena*, pourquoi ils ont fouvent employé les
deux premiers termes, pour exprimer la partie du vifage où croît la
barbe; mais puifque votre profond
favoir n'a pas pu vous en rendre raifon, permettez à mon ignorance de
vous tirer du chaos où la confufion de
ces termes m'a paru vous avoir jetté.

Les auteurs anciens ne font pas
les feuls qui s'expriment ainfi : les
hommes de l'art déterminent toujours
le point des parties molles où il arrive quelque accident , par le point
de l'os qui les foutient. C'eft par cette
raifon , que nous difons chaque jour ,

qu'une plaie qui n'intéresse que la peau & les muscles, est à la partie supérieure, moyenne, ou inférieure, interne, ou externe, ou postérieure, du fémur, du tibia, de l'humerus, du cubitus, &c. Nous nous conformons à ce même usage, lorsque nous indiquons les parties où il faut appliquer des bandages. Ces poëtes, dans ces sortes de licences, ont encore de plus grands privileges que nous. Ainsi, quoique le bandeau d'Iphigenie ne fût pas appliqué immédiatement sur l'os de la mâchoire, & que la barbe ne soit point implantée dans ce même os, Lucrece, en désignant les mâchoires par le mot *malas*, a donc pu dire très - élégamment, & même en se conformant à la façon de parler des gens de l'art : *ex utraque pari malarum : molli vestit lanugine malas.*

Tous les raisonnemens que vous vous êtes permis jusqu'ici, Monsieur, sur le mot *mala*, sont sans doute bien étonnans ; mais l'assertion par laquelle vous avez terminé, paroîtra bien plus forte encore. Pour savoir que *mala* n'a jamais si-

gnifié la mâchoire ( m'avez-vous dit
d'un ton d'assurance absolument fait
pour en impofer), il suffit de conful-
ter les auteurs anciens, dans les ouvrages publiés à Rome, lorfque la langue
latine y étoit une langue vivante.

Que voulez - vous donc que
penfent de vous, Monfieur, les gens
de l'art, qui font affez inftruis pour
favoir que l'auteur qui a paffé pour
le plus éloquent des médecins,
celui qui a toujours été regardé
comme le modele de l'éloquence ro-
maine, Celfe enfin, dont le fuffrage,
fi je ne me trompe, doit, en termes
d'anatomie, l'emporter fur celui de
Lucrece ; que Celfe, dis-je, ne s'eft
point fervi d'autre terme que celui de
*mala*, pour défigner particuliérement
la mâchoire fupérieure. Il appelle la
mâchoire inférieure *maxilla*. Par la
raifon qu'il dénomme la premiere
*mala*, il n'a pas cru devoir ajouter à
la feconde, pour la diftinguer, l'épi-
thete *inferior*. Je ne veux cependant
point ici vous faire un reproche qui
puiffe tomber fur la mauvaife foi :
je ne le dois pas. Je ferois injufte
d'exiger de vous que vous euffiez lu

Celfe. Mais, Monſieur, vous avez cité Bartholin, au chapitre 10. Vous ne pouvez pas n'avoir pas lu le chapitre 9, puiſqu'il a pour titre : *de oſſibus maxillæ in genere.* Et ce même Bartholin, que vous m'avez oppoſé, dit très-expreſſément, en parlant des mâchoires : *ſuperior enim quam Celſus malam vocat.* D'après cela, il faut donc que vous confeſſiez que vous n'entendez point la langue dans laquelle ces auteurs nous ont tranſmis leurs connoiſſances, ou que vous avouiez que vous n'avez haſardé de pareilles propoſitions, que pour éprouver juſqu'à quel point vous pouvez compter ſur la crédulité de ceux de vos confreres qui ont eu l'avantage d'entendre votre replique.

# SIXIÈME LETTRE.

*Nouvelle preuve de ce que j'ai avancé.*

EN parlant de votre premier principe, de ce même principe fondamental, j'ai pris la liberté de dire que dans cet échafaudage de grands mots, l'on n'appercevoit que le précepte de réunir, & de maintenir réunies les levres de la plaie. Vous m'avez répondu à cela, que ma maniere de voir les choses étoit étrange ; qu'elle étoit réservée à ma perspicacité. Si vous vous en étiez tenu à ce petit persiflage, j'aurois pu le passer sous silence ; mais vous avez été plus loin, vous avez voulu me faire sentir que l'on n'attaque point impunément vos productions : pour me punir de cette hardiesse, vous avez rassemblé toutes vos forces ; vous avez feuilleté votre bibliotheque, & vous avez enfin entrevu que vous pourriez me trouver en faute. En conséquence, vous avez avancé qu'il me paroîtroit peut-être bien nouveau de m'entendre dire que je ne parlois point en termes de l'art, lorsque je prononçois que l'indicaion curative & premiere des plaies confifte dans la réunion. Vous avez, j'en conviens, un peu adouci ce reproche, en ajoutant qu'à la vérité les livres élémentaires admettent cette propofition, & la donnent comme une regle de l'art. C'eft du moins quelque chofe, que vous m'accordiez d'avoir lu les livres élémentaires. Je voudrois bien pouvoir être auffi généreux à votre égard; mais fi je m'abandonnois à cet acte de complaifance, je ferois forcé de me trouver bientôt en contradiction avec moi-même, car je ne pourrai pas me difpenfer de prouver dans ma prochaine lettre, que vous ignorez abfolument les préceptes les plus folides que contiennent ces livres.

Pour me convaincre de ma méprife fur l'emploi des termes, vous avez eu recours au favant Sebizius. C'eft par cet oracle, & par Galien, que vous avez cru devoir faire prononcer ma condamnation, ainfi que celle des livres élémentaires. Il faut en con-

venir , Monsieur , si ces deux auteurs
condamnoient cette façon de parler,
j'en serois fort surpris, & cela me
paroîtroit bien nouveau. Mais ce
qui n'étonnera personne , & ce qui
ne pourra pas vous paroître nouveau à vous-même, ce sera de m'entendre dire encore une fois, que
vous n'avez pas plus compris le docte
Sebizius, que le respectable Galien ;
& qu'enfin tous vos efforts, toute
votre application, la vaste érudition
dont vous avez voulu faire étalage,
se réduisent à faire déraisonner & Sebizius & Galien. Venons aux preuves.
Sebizius, dans son traité de la cura-
tion des ulceres simples , demande si
la premiere & générique indication
qui se tire de la nature générique de
la maladie, est particuliere aux gens
de l'art., & si elle est de quelque importance ? *Utrùm prima & generica hæc
indicatio, quæ genericâ morbi naturâ
suppeditatur artificiosa sit alicujus ponde-
ris atque momenti.* Sebizius fait répondre par Galien, qu'il s'en faut beaucoup que ces indications soient, particulieres aux gens de l'art ; qu'elles
sont connues même des idiots. *Tantùm*

vi M

*abeffe ut hæ indicationes artificiofæ fint, ut etiam ipfis idiotis fint cognitæ.* Où avez-vous donc pris, mon févere cenfeur, que Sebizius & Galien prononcent ici qu'on ne parle point en termes de l'art, lorfqu'on dit que l'indication premiere eft la réunion ? Il y a donc une cruelle confufion dans vos idées. Dans la queftion de Sebizius, dans la réponfe de Galien, il n'y a pas un feul mot qui puiffe excufer votre méprife. Ils n'ont pas pu blâmer les termes que j'ai employés, puifqu'ils s'en font fervis eux-mêmes. N'ont - ils pas dit : *Hæc primaria & generica indicatio.*

Paré favoit très-bien, que la connoiffance de cette indication n'étoit point particuliere aux gens de l'art. Il dit même qu'elle eft connue des idiots ; mais il ne l'a pas moins nommée pour cela l'indication premiere.

Pour m'oppofer avec quelque fondement les textes de Sebizius, vous auriez dû prouver auparavant, que j'avois attaché à cette indication premiere, l'idée d'une connoiffance très-importante. Vous ne m'accuferez pas de cette erreur ; je vous en

M v

défie. Je l'ai comparée , je l'ai iden-
tifiée avec votre grand principe : de
bonne foi, pouvois-je la moins eftimer , & donner une preuve plus dé-
cifive du peu de cas que j'en faifois ?
Si Sebizius avoit condamné l'expreffion que vous avez jugé n'être pas
un terme de l'art , fûrement il lui en
auroit fuppléé une plus convenable.
La preuve qu'il n'a pas cru ce changement néceffaire , c'eft qu'il ne s'en
eft point occupé. Mais vous , Monfieur, qui condamnez & les livres
élémentaires & les regles qu'ils renferment ; vous qui penfez que les gens
de l'art ne doivent point fe fervir des
termes connus des idiots, vous devriez
bien vous occuper de cette réforme:
ce travail eft digne de votre zele. Il
faut cependant que je vous pré-
vienne que, par une fatalité qui
femble être attachée à toutes vos
productions, vous n'aurez point l'a-
vantage d'être original. Dites-moi,
Monfieur, ne vous feriez-vous point
ouvert fur ce projet dans quelque
cercle ? Ne feroit-ce point votre idée
que cet infolent de P . . . auroit voulu ridiculifer, en faifant dire par un

docteur fur la fcene, qu'il eft peu féant que des hommes de notre état emploient des termes qui font connus des groffiers mortels ; qu'enfin la mâne doit s'appeller du miel célefte, & qu'on doit fuppléer au mot faigner, ceux d'éventer la veine ?

Il faut, Monfieur, que vous ayez un bien grand penchant à eftropier tous les auteurs, pour les faire raifonner de la forte. Comment n'avez-vous pas apperçu cette méprife ? Vous avez rapporté un autre problême, que Sebizius place immédiatement après le premier. La maniere dont cet auteur s'explique, auroit dû vous faire fentir que vous aviez mal faifi fon idée. Puifque, dit - il, cette indication premiere & générique n'eft pas particuliere aux gens de l'art, & qu'elle eft même connue des gens du peuple ; quelle différence y a-t-il donc entre les gens de l'art & le peuple ? *Cùm hæc indicatio propria medicis non fit, fed etiam plebi communis, quid ergo inter medicos & plebeios fit difcriminis ?* Il eft bien clair qu'il ne s'agit point ici des termes de l'art. D'ailleurs, les idiots, ainfi que

le dit Sebizius, favent qu'il faut réduire les os luxés ; qu'il faut réunir
les plaies ; mais ils ne favent pas ce
que c'est que l'indication premiere &
générique.

Croyez-moi, Monfieur, lorfque
vous aurez des difcuffions, n'allez
plus chercher du fecours parmi les
hommes dont vous n'entendez pas
le langage. Mais il me vient une idée.
Ne feroit-il pas poffible que ces pro-
blêmes euffent pour objet votre principe fondamental de l'art de réunir les
plaies, cette vérité reconnue & qui
manquoit à la chirurgie ? Du moins
je ferois bien tenté de le croire, d'a-
près la réponfe que Sebizius prête à
Galien : la différence qu'il y a ( lui
fait-il dire ) entre les gens de l'art &
le peuple, c'eft que les gens de l'art
favent comment & par quel moyen
l'on parvient à remplir cette premiere
indication, c'eft-à-dire, comment on
procede à la réunion des plaies. Or,
Monfieur, je vous le demande, c'eft
vous-même que je prends pour juge
ici ; eft-il un homme du peuple qui
ne fache auffi bien que vous, que les
reffources de l'art, pour la réunion

des plaies, doivent être déterminées
sur les parties dont la rétraction tend
à les désunir, que c'est cet effort auquel il faut absolument s'opposer? 
Est-il un idiot qui ne reconnoisse pas
aussi parfaitement que vous, que les
moyens de réunion ne peuvent être
méthodiques, que lorsqu'ils sont directement employés à empêcher cette
action, par une application immédiate sur le point qui doit la gêner?
Ce que les idiots ne savent pas comme
les hommes de l'art, ce que ces derniers doivent connoître, ce sont les
moyens, les ressources que l'on doit
employer, les parties sur lesquelles
on peut en faire l'application; enfin,
Monsieur, faut-il vous tout dire? ce
que les idiots ne savent pas, & ce
que l'homme instruit doit savoir,
c'est tout ce dont vous n'avez pas dit
un seul mot dans le mémoire où vous
avez établi votre principe; ce sont
enfin les vérités que je vous ai reproché de ne pas connoître. Il est
sans doute malheureux pour vous
d'avoir consulté Sebizius; plus malheureux encore de ne vous être point
apperçu que ce n'étoit pas ma façon

de parler que cet auteur condamnoit ; mais que c'étoit de votre principe, mon cher cenſeur, que Sebizius à dit : *Tantùm abeſſe ut hæ indicationes arti-ficioſæ ſint, ut etiam ipſis idiotis ſint cognitæ.* Cette leçon vous paroîtra dure, ſans doute ; mais vous n'aurez pas le courage de vous en plaindre, ſi vous daignez vous rappeller l'en-thouſiaſme avec lequel vous avez prononcé ces textes en y mêlant mon nom ; ne négligant rien d'ailleurs, pour faire voir que vous n'avez con-ſulté cet auteur que pour y puiſer des apoſtrophes peu honnêtes.

# SEPTIEME LETTRE.

*M. Louis n'auroit-il point oublié les premiers principes de l'art?*

J'AI rapporté, Monfieur, dans mon mémoire fur le bec-de-lievre, l'obfervation d'un enfant qui fe fendit la levre fupérieure, jufqu'à l'aile droite du nez, en tombant fur une bouteille. Ce fait a mérité votre attention. Vous me faites à cet égard une infinité de reproches. Permettez-moi d'examiner s'ils font auffi fondés que vous avez paru le croire. J'ai avancé que le gonflement avoit écarté les levres de la plaie. J'ai dit que j'avois cru devoir diffiper cet accident, avant d'avoir recours aux moyens qui pouvoient procurer la réunion des parties divifées. Sur ce fimple expofé, vous avez condamné & ma théorie & ma pratique. Vous affurez que vous ne prendrez point cette obfervation pour modele de conduite en pareil cas. Je ne me permettrai pas de faire l'extrait de ce morceau de votre replique : je vais le tranfcrire ici fidélement : il eft feul capable de mettre les vrais appréciateurs à même de juger de vos talens & de vos connoiffances profondes en chirurgie.

« J'obferverai, avez - vous dit, à
» M. Valentin, que l'écartement pri-
» mitif étoit l'effet de l'action des
» mufcles, qui lui eft très-connue ;
» que le gonflement vient enfuite, &
» que ce gonflement, loin d'écarter les
» parties, femble les rapprocher. C'eft
» le gonflement qui femble nous dé-
» rober la trace des corps étrangers,
» dans les plaies d'armes à feu : on ne
» peut fuivre leur route à travers les
» parties, lorfque le gonflement ref-
» ferre le trajet : la fuppuration qui
» relâche & détend les parties gon-
» flées, permet, au bout de quelques
» jours, de parvenir aifément à l'ex-
» trêmité de la divifion, dans fa pro-
» fondeur. M. Valentin panfe la plaie
» de la levre fimplement avec des
» compreffes imbibées d'eau froide,
» dans laquelle il avoit mis un quart
» d'eau-de-vie. Les plaies faites par
» le verre, font ordinairement con-
» tufes & déchirées : elles fe terminent

» rarement fans un peu de fuppura-
» tion : cela n'empêche pas qu'on ne
» doive tendre ; dès le premier inf-
» tant , à la réunion. M. Valentin ne
» s'en eft pas occupé , contre les regles
» de l'art qui le prefcrivent. Le gon-
» flement qu'il a obfervé , lui a fait
» donner la préférence à l'application
» d'une compreffe trempée dans l'eau
» froide , animée d'un quart d'eau-de-
» vie. Le lendemain le gonflement
» étoit diffipé en très-grande partie ,
» & les levres fe trouverent beau-
» coup rapprochées. Les mufcles n'a-
» voient pas apparemment la même
» action que la veille. M. Valentin ap-
» pliqua le fecond jour , un empla-
» tre de triapharmacum , qu'il foutint
» d'un bandage uniffant , modéré-
» ment ferré , qu'il auroit dû appli-
» quer dès la veille ; à moins qu'il
» ne veuille donner pour dogme ,
» qu'il ne faut plus réunir les plaies
» des levres : mais par réflexion il fe
» le reproche , & le motif eft bien à
» remarquer. S'il a fait ufage du ban-
» dage uniffant , c'eft plutôt pour fe
» conformer aux regles de l'art , que
» par néceffité. Ce que nous avons

» tous de mieux à faire, fera de nous
» conformer aux regles de l'art : il
» eſt toujours néceſſaire de le faire.
» L'enfant a été guéri en huit jours :
» cela eſt très-poſſible ; il ne s'enſuit
» pas que M. Valentin ait ſuivi un
» procédé bien régulier ».

En verité, Monſieur, y penſiez-
vous, lorſque vous m'avez fait ces
différentes objections ? Eſt-il en chirurgie un dogme plus conſtant, plus
reconnu que ceux contre leſquels
vous vous élevez ici ? Pourroit-on
même pardonner au dernier des éleves de les ignorer ? Je ne veux cependant point me livrer aux reproches que vous méritent légitimement
vos aſſertions. Je n'aurai point recours à un très-grand nombre d'auteurs, pour vous prouver que j'étois
fondé à dire que le gonflement écarte
les levres de la plaie. Pour vous convaincre que vous avez eu tort d'a-
vancer le contraire, il me ſuffira de
vous oppoſer une authorité contre
laquelle je me flatte que vous ne vous
éleverez pas. Je veux vous combattre
par l'opinion de celui des chirurgiens
de l'Europe dont vous faites le plus

grand cas; de ce maître de l'art, auquel je vous ai souvent entendu dire, que la chirurgie devoit des ftatues; de cet écrivain célebre, que vous avez cité plus de trois cens fois dans le quatrieme volume des mémoires de l'académie royale de chirurgie; enfin de M. Louis lui - même, page 112 du quatrieme volume des mêmes mémoires, en parlant des incifions pratiquées pour l'infertion du virus variolique. Voici ce que vous dites :

« C'eft une plaie fi légere dans fon » origine, qu'elle en mérite à peine » le nom. Voilà une fimple égrati-» gnure, laquelle par l'éngorgement » des parties circonvoifines fe montre » fous les apparences d'une plaie » LARGE ET PROFONDE. Dira-t-on, » ajoutez-vous, que pour parvenir »à la confolidation de cette plaie, » il faudra une régénération pour » remplir le VUIDE? L'affaiffement des » bords, par le dégorgement fuppura-» toire, rapproche les levres de cette » plaie ». Eh bien , mon févere cen-feur, les plaies deviennent donc, par l'engorgement des parties circonvoi-fines, LARGES, PROFONDES. Lorfque les bords en font gonflés, il s'y trouve donc un VUIDE : pour en rapprocher les levres, il fuffit donc, felon vous, d'en procurer le dégorgement fuppuratoire. Vous friffonnez, fans doute, vous appréhendez que je ne vous reproche encore une fois d'être toujours en contradiction avec vous - même. Soyez tranquille : je fuis jufte. Dans votre mémoire fur la confolidation des plaies avec perte de fubftance, dans lequel j'ai pris le texte que je vous ai oppofé, vous deviez voir les objets tels qu'ils étoient. D'ailleurs, fi vous vous étiez trompé, l'on ne pourroit pas vous accufer de la méprife. Là, vous n'étiez que le copifte de M. Fabre. Dans votre replique il n'en eft pas ainfi : vous étiez abandonné à vous - même. Voilà pourquoi vous avez cru que le gonflement des levres d'une plaie devoit en produire le rapprochement. Voilà vraiment pourquoi vous vous êtes livré à cette malheureufe erreur. Ainfi, Monfieur, l'on peut bien dire, que vous avez avancé deux propofitions très-formellement contradictoires ; mais l'on n'eft point pour cela

en droit de vous reprocher une contradiction.

Vous affurez qu'étant à l'armée,
vous avez rencontré des plaies d'armes à feu, où le gonflement vous a
dérobé la trace des corps étrangers.
Je me rappelle en effet d'avoir
oui parler de quelque hiftoire femblable. Mais les campagnes que vous
avez faites dans les dernieres guerres,
en qualité de chirurgien confultant,
& qui vous ont fourni, nous avez-
vous dit, des occafions fréquentes
d'apprécier les diverfes opinions &
d'acquérir de nouvelles connoiffances, auroient bien dû auffi vous faire
reconnoître la différence qu'il y a
entre la plaie qui réfulte du bec-de-
lievre, les plaies angulaires, & celles
qui font faites par les armes à feu. C'eft
par la raifon même que le gonflement
tend à écarter les levres des plaies,
que l'on fuit difficilement le trajet de
celles qui font faites par une balle.
Dans ces dernieres, les parties contufes s'engorgent de toute part ; elles
tendent à s'écarter les unes des autres;
mais comme il eft dans le même trajet des points plus ou moins engorgés,

le tiraillement qui s'y paſſe, ſe fait inégalement : la partie la plus tuméfiée entraîne eſſentiellement celle qui l'eſt moins ; d'où il réſulte que ces ſortes de plaies doivent ſe trouver oblitérées dans différens points de leur étendue. J'ai fait quelquefois des inciſions à des plaies d'armes à feu : j'ai toujours obſervé qu'auſſi-tôt que le biſtouri avoit diviſé quelques fibres, le premier effet du débridement étoit de donner à cette nouvelle plaie le double d'étendue de l'inciſion. De plus longs détails feroient inutiles ſur cet objet. Il s'agit de ſavoir actuellement, ſi je ſuis auſſi repréhenſible que vous le dites, pour ne m'être pas occupé de la réunion de cette plaie dès le premier inſtant ; ſi j'ai eu tort de chercher auparavant à diſſiper le gonflement des parties circonvoiſines. Je deſirerois pouvoir vous juſtifier ſur ce point de doctrine, comme je l'ai fait ſur la contradiction ; mais en vérité, Monſieur, vous fatigueriez vos défenſeurs les plus zélés. On ne vous a pas plutôt diſculpé d'une erreur, que vous vous abandonnez à des mépriſes plus fortes en core. Est-ce bien de bonne foi que vous prétendez que nous n'avons rien de mieux à faire que de réunir une plaie dont les bords font extrêmement gonflés ? Si le bleffé dont il s'agit ici, vous avoit appellé pour panfer fa plaie, vous auriez donc, dès le premier inftant, appliqué fur la joue votre ingénieux bandage ? Vous auriez donc cherché à gêner ainfi la rétraction des parties divifées, par des tours de bandes fuffifamment ferrés pour s'oppofer à cette action ? Est-il poffible, Monfieur, que vous ignoriez quelles feroient les fuites d'une pareille conduite ? Comment ne favez-vous pas que bientôt après l'application de vos moyens de réunion, les parties tuméfiées s'engorgeroient de plus en plus ? Les bords de la plaie fe renverferoient : l'on verroit tranffuder, à travers les chairs bourfoufflées, une férofité rougeâtre, & la plaie dégénéreroit en ulcere, fi toutefois vous aviez un malade affez complaifant pour furporter fans rien dire tous les accidens qui feroient les fuites néceffaires de votre manœuvre déplacée. Ne vous imaginez pas

que je me plaife à ridiculifer vos prin‑
cipes. Le tableau que je vous fais n'a
rien de trop effrayant. S'il eft des cas
où la compreſſion foit fâcheuſe , c'eft fans doute lorſqu'il préexifte
un embarras dans la circulation ,
& un engorgement dans les vaiſ‑
feaux. Lorſque j'ai cherché à diſ‑
ſiper l'engorgement des levres, lorſ‑
que je me fuis occupé , dans le pre‑
mier inftant où j'ai vu cet enfant, à
combattre ce premier accident , je
favois comme vous , que l'indication
premiere eft de réunir ; mais je fa‑
vois mieux que vous , qu'il exifte
des contre‑indications , & qu'il n'y a
rien de plus ridicule que de mettre
dans les liens une partie dont on veut
diſſiper le gonflement. Je fuis fâché
d'être obligé de rappeller ces vérités
élémentaires à un profeſſeur , à un
doƈteur en chirurgie. Mais ne fuis‑je
pas autorifé à croire , d'après votre
repliqᵤe, que vous les aviez oubliés?
C'étoiₜ donc parce qu'il exiftoit un
gonfle ment très‑confidérable dans les
environs de la plaie : c'étoit , dis‑je ,
parce que cet engorgement avoit pro‑
digieuſement écarté les bords de la
division ,

diviſion, que je ne voulus point ti-
railler les parties, pour les mettre
dans l'approximation parfaite. Ce
n'étoit pas, Monſieur, comme vous
avez voulu le donner à croire, parce
que la plaie étoit faite par du verre.
Vous n'avez pas pu vous flatter de
m'apprendre quelque choſe de nouveau, lorſque vous m'avez dit que
l'on doit tendre, dès le premier inſtant, à réunir les plaies faites par le
verre, quoiqu'elles ſoient ordinairement contuſes, déchirées, & qu'elles
ſe terminent rarement ſans un peu de
ſuppuration. Permettez que je m'érige ici en légiſlateur, & que je récla-
me ce qui m'appartient. La doctrine
contraire à celle que vous ſemblez
m'oppoſer, a ſubſiſté même de nos
jours. Garengeot, en parlant des plaies
faites par le verre, dit que la réunion
d'une telle bleſſure ne peut ſe faire ;
que la ſituation, le bandage, ou
la ſuture, qui ſont les trois moyens
que nous avons en mains pour réunir
les plaies, ſont des moyens qui ne
manquent pas d'augmenter les accidens de celles-ci. Je crois être le premier qui ſe ſoit élevé contre cet

N

auteur, & tous ceux qui ont raifonné comme lui. Si vous daignez vous le rappeller, il y a plus de dix ans que j'ai lu à l'académie royale de chirurgie une differtation, où je prouvois que les plaies faites par le verre, n'exigeoient point un autre traitement que celles qui font faites par un inf-trument tranchant : je rapportois dès lors un très - grand nombre d'ob-fervations pour étayer ma doctrine,

# HUITIEME LETTRE.

*M. Louis fait tronquer les textes.*

JE ne me fuis point flatté, Monfieur, de pouvoir vous faire regarder d'un bon œil l'agraffe que j'ai imaginée pour la réunion du bec - de - lievre. J'ai bien fenti, qu'en accordant à cet inftrument la préférence fur vos bandages, je le dévouois à votre haine. Mais qu'importe à l'art & à l'humanité entiere, que cette agraffe foit de moi, & que vous foyez l'auteur du bandage que j'ai défaprouvé ? Ce qui eft vraiment intéreffant, c'eft de favoir fi, comme je le prétends, l'agraffe à beaucoup d'avantage fur les bandages, ou fi, comme vous le foutenez, votre bandage mérite beaucoup plus que l'agraffe la confiance des gens inftruits. J'ai porté toute mon attention dans l'examen refpectif que j'ai fait de ces deux moyens de réunion. J'ai pefé, je puis le dire, fans partialité, toutes les raifons avec lefquelles vous avez combattu mon inftrument. J'ai cru

N ij

m'appercevoir que vous aviez de l'humeur, lorfque vous en avez entrepris la critique. Pourrois-je le croire autrement ? Lorfque vous m'avez demandé mon mémoire en communication, je vous ai offert de vous envoyer l'agraffe, afin de vous mettre en état de porter un jugement plus folide fur fon compte. Vous m'avez répondu alors, que la defcription que j'en avois donnée vous fuffifoit. Huit jours après cette propofition, fans vous rappeller que j'avois plus de foixante témoins de l'offre que je vous avois faite, vous avez avancé devant ces mêmes témoins, que j'avois eu la prudence de ne pas montrer cet inftrument. Vous avez prétendu que l'académie étoit dans le cas de croire que je l'avois abufée. De fuite vous avez prononcé que je devois être l'objet de fon animadverfion. Vous m'avouerez, Monfieur, que ce procédé n'eft pas plus de mife que l'expreffion d'animadverfion. Je ne veux cependant pas vous en faire un crime : cette petite fortie ne vous a pas procuré un triomphe d'une longue durée. Je vous ai confié l'a-

graffe : nos confreres l'ont exami-
née, & ils en ont porté leur jugement. Je favois d'ailleurs, comme
vous, que j'aurois manqué à l'académie, fi je ne lui avois propofé
qu'une chimere, ou une agraffe purement imaginaire. Le pouvoir de
donner le jour à des lithotomes ma-
giques vous eft réfervé. Ce n'eft
qu'à vous, Monfieur, qu'il eft permis de produire ces inftrumens,
ces dignes fruits de votre imagination prématurée, qui conduifent
auffi facilement à la réfurrection les
cadavres fur lefquels vous en faites
l'effai, qu'ils entraînent fûrement au
tombeau les vivans qui ont le malheur d'être foumis à leur tranchant(*).

Si vous n'étiez pas de fang froid,
Monfieur, lorfque vous m'avez fait
les objections perfonnelles que je
viens de relever, lorfque vous avez

_________

(*) Lorfque M. Louis a donné fon litho-
tome pour les femmes, le premier effai
qu'il fit fur un cadavre, fut annoncé dans
les papiers publics, pour une cure éclatante.
Peu de tems après il alla à Orléans, tailler
deux petites filles, qui n'ont pas fait honneur à la nouvelle méthode.

cherché à rendre mon travail suspect, lorsque vous avez voulu persuader à une compagnie sage & éclairée, que je ne méritois plus que son anim-adversion ; vous n'étiez sûrement pas plus tranquille lorsque vous avez attaqué l'agraffe elle-même.

Vous m'avez objecté que Roon-huyfen , M. de Garengeot & de la Faye ont rejetté les pinces avec lesquelles on assujettissoit momentanément les bords de la division du bec-de-lievre, pour la couper ; parce que ces pinces meurtrissent & contondent les levres. « Et M. Valentin, » m'avez-vous dit, ne craint point cet » effet de ses MORAILLES, qu'il faut » laisser sur les levres pendant sept à » huit jours au point de constriction » nécessaire pour contre-balancer l'ef-» fort des puissances rétractives. Voi-» là ( avez-vous encore ajouté ) qui » est certainement bien imaginé ».

Roonhuyfen , M. de Garengeot & de la Faye ont rejetté les pinces, cela est vrai ; mais sans examiner s'ils ont eu tort ou raison, voyons s'il vous étoit permis de confondre ces mêmes pinces avec mon agraffe ;

ſi vous pouviez appliquer à ce dernier inſtrument, le jugement que ces
auteurs ont porté du premier. Non ;
ſans doute, Monſieur, vous ne le deviez pas, & votre prévention ſe fait
ici trop appercevoir. Il ne m'eſt pas
difficile de vous convaincre que,
pour établir cette comparaiſon, vous
avez renoncé à toute exactitude.
pour vous procurer le plaiſir de faire
un petit tour d'adreſſe, d'une part,
vous avez ſupprimé les raiſons qui
ont fait trouver les pinces défec-
tueuſes : vous avez bien dit qu'elles
contondoient les parties ; mais vous
n'avez pas ajouté à cela, avec M. de
Garangeot, qu'elles avoient ce défaut, parce qu'elles ſerrent conſidé-
rablement la partie inférieure de la
levre, pendant que la ſupérieure ne
l'eſt point du tout. D'une autre part,
vous avez tronqué la deſcription que
j'ai donnée de mon agraffe : en fei-
gnant de l'avoir tranſcrite fidélement,
vous en avez ſupprimé ces deux phra-
ſes : *Chàque pince dont les branches ſont*
*paralleles pour faire une compreſſion*
*égale, & qu'on doit garnir de linge pour*
*rendre la compreſſion plus douce.* Vous

N iv

avez fenti, qu'en laiffant fubfifter ces caracteres effentiels de l'agraffe, la comparaifon que vous vouliez établir, devenoit abfolument ridicule. Vous avez vu que, puifque les branches en étoient paralleles, & que la compreffion en étoit égale dans tous les points, elle ne pouvoit plus avoir rien de commun avec les pinces, qui n'ont été rejettées que parce que leurs branches faifoient effentiellement une compreffion inégale dans tous les points. C'eft donc de deffein prémédité, que vous avez ainfi tronqué, & les auteurs que vous m'avez oppofés, & mon propre mémoire. Ne cefferez-vous donc jamais d'avoir recours à des reffources auffi méprifables & auffi peu faites pour un homme qui occupe les places dont vous êtes décoré? Je ne vous ferai point de reproche fur la dénomination que vous avez donnée à mon agraffe. Il vous étoit réfervé d'enrichir la chirurgie du mot de *morailles*. Ce terme a été confacré, de tous les tems, à une efpece de pince, dont on fe fert pour mufeler les animaux trop fougueux. Si vous avez éprou-

vé , Monfieur , qu'il y a des inf-
tans où les hommes devroient avoir
recours à un pareil frein , faites-nous
la grace d'enrichir nos arfenaux de
chirurgie d'une femblable machine.

S'il étoit refté quelques doutes
fur l'utilité de mon agraffe , la critique dont vous l'avez affaillie auroit feule fuffi pour les diffiper. On
ne peut pas vous foupçonner d'avoir
eu des égards pour cet inftrument.
Cependant les raifons que vous lui
avez oppofées ont été jugées fi foi-
bles , les reproches que vous lui
avez adreffés ont paru fi peu fondés ,
qu'ils lui ont mérité la confiance
des maîtres de l'art. Peu de jours
après nos difcuffions, M. Delabuffiere a opéré un bec-de-lievre , fur
un enfant de douze ans : il a invité à
cette opération un très-grand nombre
de nos confreres : il a appliqué l'a-
graffe en préfence de plus de cin-
quante chirurgiens ; & je puis dire
que le plus grand nombre applaudit
à la méthode. Vos amis , vos députés
n'ont point été exclus ; ils ont fuivi ce
traitement avec la plus grande exactitude. Ils n'ont rien négligé pour

N v

paroître dignes de l'emploi dont vous les aviez honnorés : ils ont fait des objections ; ils ont femé des bruits ; ils ont publié que le malade éprouvoit des accidens graves, & qu'enfin la gangrene s'étoit emparée des levres. Des hommes fages, qui voyoient le malade chaque jour, par le feul defir de s'inftruire, raifonnoient bien différemment. Ils avouoient que le nouveau moyen de réunion étoit plus fûr & plus fimple que tous ceux qu'on avoit employés jufqu'à ce jour. Ils avoient vu que le malade qui avoit été opéré chez M. D labuffiere, rue du Bout-du-monde, s'étoit en allé auffi-tôt que fon panf ment fut fini, fous les piliers des halles, où il demeuroit. Ils avoient appris de lui, qu'il avoit dormi cinq heures en arrivant chez fon pere. Ils le voyoient chaque jour manger, boire & parler fans éprouver la moindre gêne de la part de l'agraffe. Ils l'ont toujours trouvé fans fievre. Le gonflement de la joue étoit à peine fenfible. L'académie entiere a vu ce m lade avant que la réunion des levres fût parfaite ; depuis elle l'a vu parfaitement guéri. L'on diftingue à peine s'il a eu autrefois un bec-de-lievre.

Peu de tems après ce premier succès, M. Delabuffiere a fait cette même opération à un garçon tanneur, âgé de vingt-deux ans. Il n'a point oublié d'inviter à ce nouvel effai les critiques les plus acharnés de l'agraffe. Le malade a été préfenté à l'académie royale de chirurgie, le feptieme jour de l'opération. Il falloit y regarder de très - près pour appercevoir les traces de la cicatrice : la réunion avoit été fi prompte, qu'elle réfifta à un très-lourd coup de poing, que le malade reçut au-deffous du nez, le fixieme jour. Ces vérités, Monfieur, vous font connues. Vous ne pouvez donc pas jetter le moindre doute fur ces deux obfervations. Si mon agraffe avoit été dangereufe, comme vous l'avez avancé, je l'aurois avoué fans peine. Lorfque j'ai rendu compte de ces deux faits à ceux de nos confreres qui n'en avoient point été les témoins, je n'ai point omis de dire qu'il y avoit eu une légere excoriation, de la largeur d'une lentille,

fous l'extrêmité de chaque pince ;
l'on peut facilement éviter cet inconvénient , en ferrant un peu moins
l'écrou , & en appliquant une compreffe un peu plus épaiffe entre la levre & les branches de la pince. Quoique les traces de cette excoriation
foient moins fenfibles que celles qui
réfultent ordinairement de l'application d'une feule épingle , je n'ai point
voulu diffimuler ces circonftances. Je
crois qu'il eft fage d'éviter les ob-
jeÃ§tions , & d'être toujours exaÃ§t
dans les rapports. Pour vous , Monfieur , vous ne penfez pas ainfi. Convenez cependant que vous vous feriez évité un cruel défagrément , fi
vous aviez adopté cette conduite ,
& fi vous aviez été d'auffi bonne
foi à l'égard de votre bandage. En
lifant votre mémoire fur le bec-de-
lievre , l'on croiroit que vos tours de
bandes & vos compreffes ont toujours fuffi pour réunir les levres divifées : l'on croiroit que ce moyen
eft un des plus fûrs : vous l'avez foutenu ainfi , toutes les fois que les circonftances ont paru l'exiger : & malgré tout cela , vous avez éprouvé là

deffus le démenti le plus formel. J'ai
eu l'honneur de vous prévenir que
je connoiffois un enfant fur lequel
vous n'aviez pas obtenu de votre
bandage le fuccès que vous en atten-
diez. Ce n'eft pas tout, M. Duf....
nous a lu un mémoire, où il a rapporté des faits femblables. Il a prouvé
que ce moyen avoit fouvent manqué entre vos mains; à la vérité
vous avez nié le fait; vous vous êtes
récrié à la calomnie; vous avez demandé juftice d'une affertion ainfi hafardée, au fcandale de la chirurgie : il
n'en eft cependant pas moins refté
pour conftant que des malades font
fortis de vos mains avec la difformité
pour laquelle vous les aviez opérés.
J'ai admiré la fermeté avec laquelle
vous avez foutenu ce choc ; je
crois même que l'on vous auroit cru
fur votre parole, fi M. Duf.....
n'avoit pas appellé à fon fecours,
pour vous convaincre, le fatal re-
giftre où les faits qu'il vous oppofoit fe trouvoient confignés.

# NEUVIEME LETTRE.

*Les ouvrages de M. Louis ne font point approuvés par l'académie.*

Vous avez cru, Monfieur, que les circonftances où vous vous trouviez exigeoient que vous implorafliez le fecours de l'académie. Vous avez avancé comme un principe inconteftable, que je ne pouvois point attaquer vos ouvrages fans lui manquer; parce que, avez-vous dit, l'académie les a adoptés; c'eft d'après fon fuffrage qu'ils ont été placés dans le quatrieme de fes volumes. Vous avez ainfi cherché à vous identifier avec l'académie elle-même; vous avez établi qu'elle réfidoit en vous feul. Je conçois qu'il étoit de votre politique, d'hafarder ce principe peu honorable pour le corps dont vous n'êtes qu'un membre. Si vous étiez parvenu à démontrer la folidité de votre affertion, vous vous feriez évité bien des reproches. Mais qu'il me foit permis

de vous prouver, que de deux queſtions que vous mettez en fait , il n'en
eſt pas une de vraie. D'abord il eſt
faux que les membres d'une académie ne ſoient point autoriſés à relever des erreurs que l'académie auroit adoptées. Il eſt beaucoup plus
faux encore, que l'académie ait approuvé les ouvrages que vous avez
placés ſous votre nom dans le quatrieme de ſes volumes.

Les académies ne peuvent prétendre à l'eſtime & à la conſidéra-
tion qu'elles s'efforcent d'acquérir,
qu'en faiſant marcher vers la perfection les ſciences & les arts utiles , qui ſont l'objet de leur application. Me ferois-je donc trompé, en
penſant que pour arriver à cette perfection , il n'eſt pas moins important
de relever des erreurs que de donner
des découvertes ? Abjurer ſes fautes ,
c'eſt ce qu'il peut y avoir de plus honorable pour une compagnie qui
s'occupe uniquement de la recherche
de la vérité. L'enthouſiaſme qui vous
avoit perſuadé , qu'il étoit de votre
gloire de vous comparer humblement
à ſaint Auguſtin , lorſque vous avez

donné l'implacable éloge du célebre M. Lecat, vous a sans doute fait entrevoir une analogie entre la constitution des corps académiques & celle de l'églife. Sans vous appercevoir que du trop grand attachement à vos productions, vous passiez ainsi à l'idolatrie, vous vous êtes cru autorifé à déclarer hérétique quiconque n'adopte pas vos ouvrages.

Si j'avois befoin d'exemples pour m'autorifer dans la conduite que j'ai tenue, il n'eft point d'académie qui ne m'en fournît un très-grand nombre. Si l'on jette les yeux fur l'hiftoire de l'académie des fciences, on voit que, quoique le fentiment de M. de Bernoulli, fur la lumiere du barometre, eût été adopté de l'académie, & qu'il fût expofé dans l'hiftoire de 1701, M. Hartfoeker crut pouvoir l'attaquer; M. Bernoulli, à fon tour, fit foutenir une thefe fur ce fujet, à Bafle, où il ne ménagea pas M. Hartfoeker. Lorfque M. le marquis de l'Hôpital eut donné fa nouvelle géométrie de l'infini, jufque-là peu connue, fon fyftême fut adopté par l'académie; M. l'abbé Galois, & M.

Rolle ne s'en éleverent pas moins avec force, contre ce sentiment : la dispute fut vive, & elle se soutint long-tems.

Il est difficile de s'être appliqué à l'anatomie sans être instruit des différentes discussions qu'ont eu sur différens points de cette science, MM. Duvernay & Mery, dans le sein même de l'académie. Enfin c'est dans cette même compagnie, où l'on a vu naître un schisme beaucoup plus grand. Elle se trouva divisée en deux parties : les Newtoniens s'éleverent avec assez peu de ménagement contre les partisans de Descartes. M. de Fontenelle même, qui a toujours regardé Descartes comme son guide en physique, defendit son maître avec une chaleur qui ne se ressentoit en rien de cet esprit d'aménité & de douceur, qu'on fut toujours sûr de rencontrer chez lui dans toute autre circonstance.

Il est donc clair que les membres d'une académie ont le droit d'attaquer les opinions reçues de cette même académie. Je crois pouvoir avancer que le titre d'académicien en impose le devoir. Une académie ne peut faire appercevoir chaque pas qu'elle fait vers fon but, qu'en relevant fes erreurs ; il eft donc évident que ces erreurs combattues, & les difcuffions utiles, qui s'élevent dans fon fein, devroient conftituer la partie des volumes qu'on appelle l'hiftoire.

En faifant appercevoir vos méprifes, Monfieur, j'ai rempli les devoirs de ma place. J'ai donné des preuves de mon zele pour le progrès de l'art. Je n'ai rien fait qui pût offenfer la compagnie à laquelle j'ai l'honneur d'appartenir, rien qui pût la compromettre. Je me flatte que la chirurgie n'aura jamais à rougir de mes travaux. Voyons maintenant s'il vous fera auffi facile de vous juftifier à tous ces égards, & fi cette fenfibilité que vous avez affeêtée pour l'honneur de l'art, n'eft pas ce dont vous vous êtes le moins occupé dans vos écrits.

Il n'étoit point prudent à vous de m'engager dans de pareilles difcuffions. Comment avez-vous pu vous flatter qu'un corps entier approuvât vos ouvrages? Eft-il quelqu'un d'entre nous qui voulût partager vos torts?

En est-il un seul qui ne fût pas fâché d'avoir participé, par une approbation indiscrette, à ces apostrophes peu honnêtes, à ces déclamations déplacées, que vous n'avez pas craint de faire contre la compagnie en général, & contre quelques-uns de ses membres en particulier? Ce que j'avance ici n'est point une supposition gratuite. Je soutiens, sans crainte d'être démenti, que l'ennemi le plus atroce de la chirurgie, qui auroit cherché à donner pour l'art l'aversion la plus décidée, n'auroit pas pu offrir un tableau plus capable d'inspirer de l'horreur que celui que vous avez placé dans l'histoire de l'académie. Lorsque vous avez rendu compte du tire-tête de M. Baquie, vous avez cru devoir ajouter, « que lorsqu'on agita cette » question dans l'académie, on rap- » pella l'histoire d'une femme, dans » la matrice de laquelle la tête de » l'enfant étoit restée, par l'ARRA- » CHEMENT du corps. Vous avez » dit encore, que plusieurs chirur- » giens, fatigués des tentatives infruc- » tueuses qu'ils avoient faites alter- » nativement, pour débarrasser cette

» femme, prirent le parti de se reti-
» rer afin, de prendre du repos, & de
» DINER ; qu'enfin, pendant qu'ils
» délibéroient sur les secours qu'ils
» pouvoient donner dans ce cas, qui
» paroissoit si pénible, la nature ex-
» pulsa la tête de l'enfant, avec la
» plus grande facilité ».

N'eût-il donc pas été possible de
parler de ce tire-tête, sans rappeller cette observation ? Cet exemple,
n'étoit pas le seul dont vous pouviez faire usage ; il y a eu d'autres
têtes qui sont également restées dans
la matrice. Dans le cas où vous auriez jugé que ce fait particulier devenoit intéressant pour les progrès
de l'art, n'étoit-il pas de votre
devoir de le rendre d'une maniere
plus honnête ? Le titre seul de secretaire n'exigeoit-il pas de vous, que
vous n'y ajoutiez des réflexions que
pour en adoucir les nuances, &
pallier les fautes, si l'on en avoit
commis ? Par une conduite toute
opposée, vous avez fait choix des
termes les plus offensans ; pour rendre
la scene plus odieuse & plus criminelle, pour ceux de vos confreres

qui affistoient cette femme, vous n'a-
vez pas craint d'en impoſer. Voici
le fait.

La tête de l'enfant étoit ſéparée
du tronc : les accoucheurs qui,
dans le tems, avoient le plus de
droit à la réputation, furent appellés : l'on fit pluſieurs tentatives
pour extraire cette tête, ſans y réuſ-
ſir. L'on donna du relâche à la femme,
qui étoit fatiguée, afin de donner aux
parties le tems de tomber dans la dé-
tente, & pour procurer le dégorgement des vaiſſeaux. L'on retira de
cette conduite ſage & réfléchie, tous
les ſuccès qu'on pouvoit en attendre.
Un des accoucheurs appellés fit de
nouvelles tentatives, il réuſſit alors
ſans aucune difficulté. Ce récit eſt
ſimple, il eſt vrai ; ainſi diſparoît
tout l'odieux que votre courroux
avoit répandu ſur cette obſervation.
De quelle utilité étoit-il donc d'employer le terme d'ARRACHEMENT?
Me prouverez-vous, Monſieur, qu'il
annonce l'honnêteté de l'hiſtorien?
Me prouverez-vous auſſi que cet injurieux tableau de chirurgiens mal
adroits, plus jaloux de ſe repoſer en

troupe, & d'aller DINER, que de
foulager une femme, dont l'état auroit ému la compaffion des cœurs les
plus durs, fera à jamais une époque
honorable pour la chirurgie de nos
jours ? Les termes que je viens de
vous reprocher, vos expreffions également dures & mal afforties, vous ont
cependant paru encore trop châtiées.
Pour rendre la chofe plus frappante,
vous avez jugé à propos de tirer les
conféquences fuivantes : « L'on peut
» conclure de ce fait, avez-vous-dit,
» premiérement, que les tentatives
» avoient été mal dirigées, ou qu'on
» avoit manqué des moyens capables
» de feconder la nature. Une confé-
» quence ( avez - vous ajouté ) bien
» plus importante encore, c'eft qu'une
» tête, que les feules forces de la na-
» ture ont expulfée, n'a pu fe fépa-
» rer du corps & refter dans la ma-
» trice, qu'à la fuite des efforts vio-
» lens & indifcrets, par l'impéritie de
» celui ou celle qui en tirant l'enfant
» par les pieds, n'a pas fu combiner
» les mouvemens qui auroient pu
» favorifer l'extraction entiere de
» l'enfant ».

Vous concevez, Monfieur, qu'un femblable expofé mériteroit à jufte titre les qualifications les moins ménagées. Perfonne n'ignore pourquoi vous avez donné, d'une maniere auffi outrageante, cette obfervation. On fait que le directeur même de l'académie étoit l'objet de cette fatyre; & d'après cela, Monfieur, vous voudriez encore donner à penfer que l'académie a approuvé vos travaux. Croyez-moi, n'ayez plus de femblables prétentions. Les hommes honnêtes ne penferont jamais qu'une compagnie fage & éclairée vous a permis de traiter, dans fes propres ouvrages, de cœur inhumain & indigne d'exercer un art tel que le nôtre, des hommes qu'elle fe fait honneur d'avoir dans fon fein, & auxquels elle a donné les preuves les plus décidées de fon eftime.

Votre haine pour ceux de vos confreres, Monfieur, que vous avez cherché à dénigrer ainfi, avoit donc fur votre efprit bien de l'empire : elle ne vous a pas permis d'entrevoir, que dans l'inftant même où vous avez voulu donner des preuves de leur impérité, vous navez pas fait concevoir une haute idée de vos connoissances.

Lorsque le diametre de la tête de l'enfant est à peu près juste au diametre du bassin de la mere, il arrive assez souvent, que la compression qui se fait sur les différens points de la matrice, donne lieu à l'engorgement des vaisseaux qui sont situés immédiatement au-dessous des parties comprimées. Les efforts qu'on fait alors, augmentent essentiellement les obstacles qui se rencontrent du côté de la mere. Si les tentatives sont longues & soutenues, la tête se trouve comme enclavée (s'il m'est permis de me servir de ce terme). Le seul parti que la sagesse dicte dans ces cas, c'est de discontinuer les manœuvres, & de laisser reposer la femme, afin de donner aux parties engorgées le tems de se détendre & de tomber dans le relâche. Telle a été la conduite des accoucheurs que vous avez improuvés. S'ils ont suspendu leurs tentatives, s'ils ont abandonné pour un instant cette femme aux seuls secours de la nature, ce n'étoit donc pas, comme

vous

vous l'avez prétendu, pour prendre du repos, & pour aller dîner. L'on m'a assuré que cette tête n'étoit point sortie d'elle-même, comme vous l'avez avancé. D'ailleurs, quand même la nature seule l'auroit expulsée, il n'y auroit encore rien à en conclure contre la dextérité de l'accoucheur. Les vaisseaux d'une tête séparée se dégorgent ; l'érétisme qui subsiste pendant le travail doit cesser dans le repos : dès-lors les circonstances ne sont plus les mêmes, & la nature peut débarrasser la matrice d'une tête que l'art n'avoit pu extraire. Comme chirurgien, vous avez donc ici mal jugé leur conduite ; comme Secretaire, vous avez manqué à la Compagnie entiere, dont vous êtes l'organe, en assurant qu'elle avoit approuvé votre raisonnement, qui a tout à la fois le démérite d'être injurieux, & opposé aux vrais principes de l'art.

Je ne m'occuperai point à rassembler sous un même point de vue toutes les sorties déplacées que vous vous êtes permises dans le quatrieme volume des mémoires de l'académie ; mais comme votre dissertation sur le

O

bec - de - lievre eſt le ſujet de nôtre
diſcuſſion , je dois vous en rappeller
deux traits : ils ſuffiront , j'eſpere,
pour faire connoître toute l'honnêteté dont vous vous piquez , & les
égards que vous avez pour vos confreres. Page 399, vous blâmez M.
de la Faye, d'avoir placé, dans un bec-
de-lievre , l'épingle ſupérieure la premiere. Vous lui reprochez de n'avoir
point ſuivi les regles données par
Dionis , & par tous les autres grands
praticiens & profeſſeurs de l'école
Françoiſe. Après avoir rapporté ſon
texte, voici la réflexion que vous y
avez ajoutée.

« Un éleve , que l'émulation por-
» teroit à comparer ſur chaque point
» de l'art les opinions différentes , ſe-
» roit-il embarraſſé à ſe décider ſur la
» maniere de placer méthodiquement
» les points de future, pour la réu-
» nion du bec-de-lievre? Je ne le
» crois pas , ajoutez-vous, pour peu
» qu'il fût cenſé & refléchi (1).

_______________________

(1) Pour juger de la fidélité des aſſertions
de M. Louis, l'on peut voir, relativement à
çe texte , les opuſcules de M. Morand,
tome 2, page 200.

Là, vous n'attaquez à la vérité qu'un des membres du corps ; mais à la page précédente, c'est la compagnie entiere qui est devenue l'objet de votre critique. Il s'agit de la préférence que l'on doit accorder au bistouri sur les ciseaux, pour retrancher les bords du bec-de-lievre.

« Parmi ceux qui m'ont vu prati-
» quer, avez-vous dit, & qui n'ont
» pu ne pas sentir la facilité & les
» avantages de cette méthode, il
» y en a qui ont enseigné depuis, &
» fait faire à des éleves, en ma pré-
» sence, l'opération avec des ciseaux.
» C'étoit à la vérité sur des cadavres,
» mais la leçon avoit les vivans pour
» objet. Il est fâcheux que l'enseigne-
» ment soit confié à de pareils maî-
» tres. *Mox daturos progeniem vitio-*
» *siorem* ».

De la maniere dont vous exposez le fait, l'on voit que si vous avez pris tant d'humeur, ce n'est pas parce qu'on a accordé la préférence aux ciseaux, mais parce qu'en vous voyant opérer, l'on a pu ( pour me servir de vos termes ) ne pas sentir la facilité & les avantages de la méthode à laquelle vous avez accordé la préférence. C'eſt une faute, ſans doute, & une faute impardonnable, de ne pas prendre pour modele un auſſi grand maître. Mais enfin le motif étoit-il ſuffiſant pour vous autoriſer à injurier tout le college, & à dire, en parlant de ſes chefs, qu'il eſt bien fâcheux que l'enſeignement ſoit confié à de pareils maîtres, & que la race future ſe reſſentira encore de leur groſſiere ignorance ? *Mox progeniem daturos vitioſiorem.* Si votre bile, mon honnête cenſeur, s'enflamme à ce point pour de pareilles minuties, à quels traits ne doit-on pas s'attendre de votre part ? N'a-t-on pas lieu de craindre, que des ouvrages deſtinés à convaincre le public des avantages qu'il retire de nos travaux, ne deviennent, par une fatalité bien ſinguliere, l'aliment le plus ſolide de l'animoſité de nos ennemis ?

Tels ſont cependant ces traits; telles ſont ces apoſtrophes malhonnêtes dont vous avez cherché à rendre l'académie complice. Le ridicule dont vous avez voulu couvrir ſes différens membres n'eſt rien : votre nom feul fuffit pour juftifier ceux que vous avez compromis ; mais ce qu'on ne pourra jamais vous pardonner, c'eft d'avoir attaché à ces ouvrages le fceau d'une compagnie qui ne peut pas vous y avoir autorifé. Elle ne s'en difculpera pas peut-être, & elle aura raifon : cette précaution lui devient utile. Pour connoître l'efprit qui l'anima toujours, il fuffit de jetter les yeux fur les trois premiers volumes qu'elle a donnés au public. Le ton d'honnêteté qui regne dans tous fes ouvrages, la folidité du plus grand nombre des doctrines qui y font établies, ne permettra jamais de confondre vos productions avec celles qui font réellement adoptées par cette compagnie favante. C'eft cependant le fecours de cette compagnie ainfi outragée, que vous avez imploré contre moi. C'eft en fa préfence que vous n'avez pas craint de réclamer en votre faveur les loix de l'honnêteté la plus fcrupuleufe. C'eft devant elle que vous avez ofé avancer que je ne pouvois attaquer vos mémoires, parce qu'ils lui étoient devenus propres. Renoncez donc à toutes ces prétentions ; concevez du moins aujourd'hui, que vous n'auriez pas dû m'entraîner dans ces discussions. Ce que je vous oppose n'est point une chimere : ce sont vos propres ouvrages : ce sont ces textes qui ont révolté les chirurgiens étrangers, comme les regnicoles.

Vous voyez que ce n'est point par des déclamations dénuées de fondement, que je viens vous faire sentir que vous n'auriez pas dû chercher à me compromettre avec un corps pour lequel j'ai le plus grand respect. Soyez cependant bien convaincu que la haine n'a jamais entré dans mon cœur : cette passion ne conduit point ma plume ; j'ai des sentimens bien différens. Je desire sincérement vous voir réparer les différens torts dont je vous accuse. Peut-être est-il encore tems. Les Quenay, les Morand vous offrent de si beaux exemples. Faites vos efforts pour conserver à la chirurgie l'impulsion que lui avoient donnée ces grands hommes ; je serai le premier à chanter vos louanges. Rien ne pourroit me flatter davantage, que de m'entendre appeller un jour votre apologiste. Je prouverois par là au public que la vérité a été dans toutes les occasions mon seul guide.

## F I N.

---

# *E R R A T A*

## *des fautes essentielles.*

PAGE 18, *ligne* 3, presque sujets, *lisez* presque tous sujets.

*Même page, ligne* 22, sur le, *lisez* sur ce.

21, *ligne* 14, d'après le cours, *lisez* d'après ce cours.

47, *ligne* 5, il en sortit, *lisez* il sortit.

57, *lignes* 23 & 24, réunion de toutes les plaies, *lisez* réunion du plus grand nombre de plaies.

111, *ligne* 6, *efficit tertio*, lisez *efficit. Tertio.*

114, *ligne* 12, *ad os reducenda*, lisez *ad os : reducenda.*

*Même page, ligne* 15, *est quàm*, lisez *est, quàm.*

116, *ligne* 2, *ad os reducenda*, lisez *ad os . . . . reducenda.*

*Même page, ligne* 6, *est quàm*, lisez *est, quàm.*

117, *ligne* 25, le détacher, & non pas le retrancher, *lisez* les détacher, & non pas les retrancher.

128, *ligne* 27, *beaucoup la cuisse*, lisez beaucoup la cure.

129, *ligne* 24, auteur ne peu, *lisez* auteur ne peut.

130, *lignes* 25 & 28, languettes, *lisez* longuettes.

133, *ligne premiere*, & il falloit, *lisez* il falloit.

*Page* 134 , *ligne* 5 , languettes, *lisez* longuettes.

144 , *ligne premiere* , *la saisie des os* , lisez *la saillie des os*.

151 , *ligne* 11 , *fibres motrices* , ajoutez *qui ont été coupées*.

153 , *ligne* 27 , dans le bistouri, *lisez* avec le bistouri.

173 , *ligne* 6 , génie de l'art, *lisez* génie des gens de l'art.

176 , *ligne* 25 , celle-ci , *lisez* celles ci.

179 , *ligne* 12 , *conjuncta tamdiù* , lisez *conjuncta, tamdiu*.

184 , *ligne* 7 , extérieurs , *lisez* extenseurs.

188 , *ligne* 5 , sous une table , *lisez* sur une table.

209 , *ligne* 23 , *subjecto quo possit* , lisez *subjecto, quo possit &*.

210 , *ligne* 26 , *reciscentur* , lisez *recidantur*.

217 , *ligne* 21 , donner ne nos jours, *lisez* donner de nos jours.

267 , *ligne* 9 , Ces poëtes, *lisez* Les poëtes.

9 782329 282091